M. E. Meyer mit Beteiligung von A. Pape und S. de Jesus

Gesund ohne Medikamente

Skalarwellenanalyse – Durchbruch in der medizinischen Diagnostik

Mit der Formel für optimales Entgiften und Füllen der Vitalstoffspeicher

Herstellung und Verlag:
BoD- Books on Demand, Norderstedt
ISBN 978-3-750-493179

Autorin und Verlag übernehmen keinerlei Haftung für Schäden irgendeiner Art, die direkt oder indirekt aus der Anwendung oder Verwendung der Angaben in diesem Werk entstehen.

drmarianneemeyer @ gmail.com
www.marianne-e-meyer.com

Einige weitere Bücher von M. E. Meyer:

Spirulina, Überlebensnahrung für ein neues Zeitalter
Wasser verbindet die Welten
Spirulina für Kinder
Psyllium - So bekommen Sie Ihr Fett weg
Wunderwesen Wasser

Umschlaggestaltung,
Satz & Layout: M. Meyer

Lektorat: I. Schneider, H. Müller

Bildnachweis: A. Pape S.24, 77, 82, 84, 86 f., 166, M. Hagenaar S.37, 113, 167,
activ Care transcon GmbH S. 59,73, R.Taylor S.93,182, A. Janzen S.182
Cover: S. d. Jesus, A. Pape

M.E. Meyer mit Beteiligung von A. Pape und S. de Jesus

Gesund ohne Medikamente

Skalarwellenanalyse – Durchbruch in der medizinischen Diagnostik

Mit der Formel für optimales Entgiften und Füllen der Vitalstoffspeicher

Krankheiten befallen uns

nicht aus heiterem Himmel,

sondern entwickeln sich aus

täglichen Sünden wider die Natur.

Wenn sich diese gehäuft haben,

brechen sie unversehens hervor.

Hippokrates

INHALTSVERZEICHNIS

Vorwort

Mithilfe magnetischer Skalarwellen eröffnen sich uns durch die Kommunikation unserer Zellen ungeahnte Heilungschancen.

Der „Skalarwellen-Papst" Prof. Dr.-Ing. Konstantin Meyl, bekannt für seine Theorie der Potenzialwirbel und der erweiterten Feldtheorie, zeigt uns, wie die moderne Physik die Möglichkeiten der Medizin ergänzen kann. Dabei ist die Frage zentral, woher die Energie der Zelle kommt und was Resonanz ist.

Bioresonanztests und -therapie arbeiten mit den elektromagnetischen Schwingungen des Körpers, also auf energetischer Ebene. Das Wissen, dass Lebewesen Informationen aussenden bzw. individuelle elektromagnetische Felder besitzen, ist die Grundlage für diese Diagnostik und Therapie.

Auch Untersuchungen in der Biophysik haben ergeben, dass Stoffwechselprozesse im menschlichen Körper elektromagnetischen Schwingungen unterliegen. Selbst Organe besitzen ein individuelles Energiepotenzial. Wie in der Homöopathie, in der Schwingungen bestimmter Pflanzen auf den Menschen übertragen werden, beeinflussen Frequenzen in der Bioresonanztherapie Abläufe im Körper, um diesen umzustimmen, Gifte auszuleiten und die Selbstheilungskräfte zu aktivieren.

Den Stein des Anstoßes für dieses Buchprojekt lieferte Angelika Pape-Stein. Meine Freundin, die ich Ende der 90er Jahre in der Algarve kennenlernte, ist Heilpraktikerin und Astrologin. Im Sommer praktiziert sie auf Sylt, im Winter lebt sie in Portugal. Sie arbeitet unter anderem mit dem Bioscan SWA, einem Gerät, das im Körper sämtliche Körperfunktionen analysiert und den Vitalstoff-Status sowie die Schadstoffbelastung bestimmt. Der epochale Apparat arbeitet mit sogenannten Skalarwellen, die Nikola Tesla, der Erfinder des Wechselstroms, vor mehr als 100 Jahren entdeckte.

Eigentlich wollte ich darüber schreiben, wie wir mit molekularem Wasserstoff die Mitochondrien, die Energiezentren in unseren Zellen, vor reaktiven Sauerstoffspezies schützen können. Ich war kurz davor, ein Gerät zu kaufen, mit dem wir ca. 90 Minuten lang ein Gasgemisch von Wasserstoff, Sauerstoff und CO2 einatmen. Ja, auch Kohlendioxid ist ganz wichtig für die Gesundheit. Wer hätte das gedacht? Ärzte und Sanitäter lernen erst jetzt, dass auch Wasserstoff eine lebensrettende Medizin ist. (Sircus 2018)

Ich wies Angelika auf Inhalation-Systeme hin, mit denen sich bei täglicher Anwendung angeblich altersbedingte Makuladegeneration, Glaukom und Katarakt erfolgreich therapieren ließen. Im Erfahrungsbericht eines Patienten verglich die Augenärztin Bilder seiner Netzhaut und war erstaunt, dass die Netzhautoberfläche glatt war und keine unebene Oberfläche mehr aufwies. Auch eine Beule war vollständig verschwunden.

Angelika sagte dazu, „das kannst du auch haben, wenn du tägliche Atemübungen machst und deine Speicher füllst. Dir fehlen bestimmte Vitalstoffe." Daraufhin lud sie meine Schwägerin und mich ein, unsere jeweilige Körperchemie zu messen. Dabei umfassten wir nacheinander einen Metallstab. Dieser Handsensor ist an den Bioscan angeschlossen, der in 90 Sekunden über elektromagnetische Wellensignale Werte zu rund 200 Parametern misst: Körperfunktionen, Blut, Organe, Knochen, Toxine, Schwermetalle, unausgewogenen Säure-Basen-Haushalt usw.

Aufgrund meiner ausgewogenen Ernährung mit morgens Haferflocken mit Beeren und sauren Äpfeln oder selbst gebackenem Dinkel-Brot mit pikantem Leinöl-Quark und rohem Gemüse, mittags einer Schüssel gemischtem Salat mit Ei, Käse oder Lachs und abends überwiegend Gemüse war ich erstaunt über meine Quecksilber- und Kadmium-Belastung. Aber noch mehr über den Säureüberschuss und die fehlenden Vitamine. Wo ich doch regelmäßig Spirulina nehme! Das Fehlen von Magnesium und Kupfer kann ich allerdings nachvollziehen, da ich eine Zeit lang Spirulina mit gebundenem Zink konsumierte und durchgängig wegen meiner lahmen Schilddrüse die Spirulinasorte mit der an Kalzium reichen Meeresalge. Zink ist ein Gegenspieler von Kupfer. Daher ist es plausibel, dass zu viel Zink zu einem Kupfermangel führt. Und, da Magnesium ein Gegenspieler von Kalzium ist, wird bei einem höheren Konsum von Kalzium mehr Magnesium verbraucht.

Auf Angelikas Aussage hin wollte ich erst einmal versuchen, meine Speicher zu füllen, bevor ich das teure Inhalationsgerät kaufe: Auch nahm ich mir vor, täglich mehrmals Tiefatemübungen durchzuführen, damit ich eine Menge Wasserstoff aus der Luft beziehen kann. Und, wenn in einem Jahr keine Besserung eingetreten ist, kann ich mich immer noch der Hydrogen-Medizin zuwenden. Auch Dr. Sircus empfiehlt, zusätzlich z. B. Natron, Magnesium und Vitamin C einzunehmen, die er zum integralen Bestandteil der natürlichen allopathischen Medizin zählt. Übrigens, auch Jod!

Vor allem aber ist es wichtig, zuerst einmal den Darm mit freundlichen Bakterien zu besiedeln. Denn oft sind zu viele Parasiten im Pups-Rohr, die uns die ganzen *Goodies* wegfressen. Das könnte bei mir so gewesen sein. Denn ich leide seit meiner Kindheit immer mal wieder unter Candida-albicans-Infektionen, da ich schon als Säugling mit Antibiotika vollgestopft wurde. Nach der Lungenentzündung ging es fröhlich weiter mit Nabelbruch-Operation, Mandel-Entfernung, Pneumonie, Augen-Operationen, Blinddarm-Entfernung. Und, anders als in östlichen Ländern, verschreiben die Ärzte bei uns keine Probiotika gleichzeitig zu den Antibiotika.

Ich wundere mich nur, dass ich seit dem Tod meines Mannes vor fast drei Jahren, wo ich viele Wochen lang unter Husten und Erkältung litt, nun keine Erkältung oder grippale Infekte mehr hatte. Aber der Bioscan zeigte ja auch keine extremen Entleerungen an, sondern meist nur leichte. Wenn Sie wissen wollen, wie Ihr Profil aussieht, wäre ein Besuch bei Heilkundigen angeraten, die mit Skalarwellenanalyse diagnostizieren und therapieren. Auch in manchen Reformhäusern und Apotheken bzw. bei natürlich heilenden Ärzten können Sie Ihre Werte messen lassen. Ich würde mich über Ihre Ergebnisse nach dem Auffüllen Ihrer Speicher und Ihre Erfahrungsberichte freuen. Sollten Sie dies nicht öffentlich in einem Kommentar auf meiner Webseite www.marianne-e-meyer.com machen wollen, würde ich mich über eine E-Mail von Ihnen freuen (drmarianneemeyer @ gmail.com).

Das heißt, *wir* würden uns freuen. Denn Angelika Pape, die selbst schon einigen Patienten helfen konnte, sich von zum Teil schweren Krankheiten zu heilen, wie auch der portugiesische Heilpraktiker aus meiner Nachbarschaft in Santo Estevάo, Sergio de Jesus, sind ja am Entstehen dieses Buch auch beteiligt.

Übrigens, in USA sind Bioresonanzgeräte generell auch unter Ärzten geschätzte Testwerkzeuge zur Diagnose versteckter Krankheiten.

Einleitung

Wir alle leiden unter der derzeitigen Mangelversorgung in der Medizin, besonders in ländlichen Gebieten. Daher zeigen wir Ihnen, was Sie selbst als Erstes für Ihre Gesundheit tun können, vor allem bezüglich einer entzündungshemmenden ergo schmerzlindernden Ernährung.

Weiterhin informieren wir Sie darüber, wie einige der allgemein bekannten Krankheiten von der orthomolekularen im Vergleich zur klassischen Medizin behandelt werden. Dabei gehen wir bei den Mikronährstoff-Empfehlungen zum Erhalten bzw. Wiederherstellen der Gesundheit nur auf solche ein, die biophysikalischen und biochemischen Kriterien standhalten. Um aber die Therapie durch die richtige Ernährung dennoch anschaulich für den Leser zu machen, beziehen wir uns vor allem auf eigene Erfahrungen und Kenntnisse anerkannter Wissenschaftler und nicht nur auf hochwissenschaftliche klinische Studien. Denn im Grunde ist es das Reflektieren des eigenen Erlebens, das unser Wissen schafft. Und ist das nicht die reinste Wissenschaft? Ich bin fest davon überzeugt, dass wir durch die eigene Beobachtung und Rückschlüsse am besten lernen, auch wenn mir meine Professoren an der Universität stets das Gegenteil beibringen wollten.

In Teil I. machen wir auf die Bedeutung eines ausgeglichenen Säuren-Basen-Haushalts aufmerksam und erklären, wie wir unsere überwiegend Säure bildende Nahrung mit Basenüberschuss-Kost abpuffern können bzw. welche Mikroelemente für ein alkalisches Milieu sorgen und essenziell für unsere Körperfunktionen sind. Auch zeigen wir Ihnen, wie sich ein Mangel an Mikronährstoffen bemerkbar macht, wodurch er verursacht wird und wie er durch eine Skalarwellen-Analyse festgestellt werden kann.

In Teil II. finden Sie eine Lebensmittelliste, die über essenzielle Salze und gefährliche Gifte Auskunft gibt. So können Sie nach Ihrem ersten Skalarwellen-Test bestimmen, welche Lebensmittel Sie besser vermehrt konsumieren, um Ihre spezifischen Mikronährstoff-Defizite auszugleichen.

Das Kapitel *Entzündungsfördernde und -hemmende Ernährung und Lebensweise* zielt darauf ab, dass Sie in dem ernährungstechnischen Dschungel und der schmalen Gratwanderung zwischen gesund und ungesund den Durchblick wahren können.

Teil III. Informiert Sie über das auf Theorien der Quantenphysik basierende diagnostische Verfahren, das revolutionäre Veränderungen der medizinischen und tiermedizinischen Erkennung von Krankheiten verspricht. Denn wir sind mehr als unser physischer Körper, den wir spüren: mehr als Zellen und Moleküle.

Im IV. Teil geht es um die Diskrepanz des empfohlenen Tagesbedarfs an Vitaminen, Mineralien und Spurenelementen und dem tatsächlichen Bedarf. Sie erfahren, mit welchen Nährstoffen Sie z. B. Arthrosen, Furunkeln etc. vorbeugen und heilen können. Auch weisen wir auf verschiedene natürliche Schmerzmittel hin, wie etwa MSM, DMSO & Cannabidiol.

Teil V. informiert Sie über elementare natürliche Mittel und Lebensweisen, die Ihnen helfen, Ihre biologische Uhr zurückzudrehen.

Im VI. Teil finden Sie eine Lebensmittelliste mit Werten von glykämischem Index (GI), glykämischer Last (GL) und Kohlenhydraten, da diesen Maßeinheiten immer mehr Bedeutung bezüglich der Gesundheit zukommt.

Teil VII. handelt vom richtigen Ausscheiden von Schadstoffen. Dabei erfahren Sie, wie Sie mit Spirulina-Fasten, OPC, der Flohsamen-Mineralerde-Mischung und Zistrose Ihren Körper entgiften und mit der Zitronen-Knoblauch-Kur regenerieren können.

Teil VIII zeigt Ihnen, wie Sie mehr Lebensfreude generieren können.

In Teil IV werden Sie darüber informiert, wie Sie durch richtiges Atmen Ihre Seele beruhigen, den Geist erfrischen, die Lebensenergie erhöhen und Ihr Leben verlängern können.

Teil X zeigt Ihnen durch Erfahrungsberichte aus der Heilpraxis, welche Vitamine bei bestimmten Symptomen, wie z. B. Burn-out, Migräne, Hashimoto-Thyreoiditis und Rheuma in aller Regel fehlen.

Der XI. Teil ist den kulinarischen Gaumenfreuden gewidmet. Dabei lernen Sie nicht nur, wie Sie rasch und einfach leckere vitamin- und mineralstoffreiche Gerichte fertigen können. Auch finden Sie Hinweise über die Qualität der Sorten von Zutaten, wie etwa beim derzeit wegen Arsenbelastung verteufelten Reis: trotz der Tatsache, dass sich die mehrmals täglich Reis essenden Japaner eines langen Lebens erfreuen.

Wie steht es mit unserer medizinischen Versorgung?

Mit Platz 20 im internationalen Vergleich der Gesundheitsversorgung – unter anderem hinter der Schweiz, Schweden, Spanien, Italien, Österreich und Griechenland – ist natürlich noch Luft nach oben.

www.spiegel.de/gesundheit/diagnose/gesundheitsversorgung-deutschland-belegt-weltweit-platz-20-a-1148313.html

Und wer kennt nicht das monatelange Warten auf Facharzttermine und überfüllte Wartezimmer aufgrund des Ärztemangels? Vielleicht machen Sie sich auch darüber Gedanken, was das für das Wohl der Patienten bedeutet. Kann ein Arzt, der täglich 20 bis 30 Patienten sieht, sich auf jede einzelne Krankheitsgeschichte einlassen? Kürzlich erfuhr ich, dass eine Familie aus dem Odenwald, die in einen 15 km entfernten Ort gezogen war, nun immer noch zu ihrem alten Hausarzt fahren muss, da in der neuen Gemeinde keiner der Ärzte neue Patienten aufnimmt.

Im Januar 2018 wurden bei einer Umfrage im Ärzte-Netzwerk coliquio 5.482 Mediziner befragt, wie sie den Zeitdruck wahrnehmen und inwieweit er sich auf die Behandlungsqualität auswirkt. 70 % der Fach- und Allgemeinärzte empfanden den Zeitdruck im Arbeitsalltag als hoch oder sehr hoch.

Der enorme Zeitdruck beeinflusst insofern die Behandlungsqualität, als nur Symptome behandelt werden. Haben wir einen zu hohen Blutdruck, verschreiben ÄrztInnen Betablocker. Sie überprüfen nicht die Ursache des erhöhten Blutdrucks, da dies von der Krankenkasse nicht bezahlt wird. Aber das ist keinesfalls der einzige Grund, weshalb wir in der heutigen Zeit besser selbst die Verantwortung für unseren Körper übernehmen. Es ist doch so, dass jeder Organismus auf Lebensmittel, Umweltgifte, Stress etc. anders reagiert. Wie soll also ein Arzt uns besser kennen, als wir selbst? Aufgrund des Zeitmangels kann er kaum mit uns durchgehen, was wir alles täglich zu uns nehmen, was uns belasten könnte und welche Vitamine uns eventuell fehlen. Zumal diese Leistungen schwer abrechenbar sind. Auch lassen sich viele Ärzte von der Pharmaindustrie mit satten Prämien locken und verschreiben ihren Patienten lieber teure Chemiebomben.

Was sollten wir selbst für uns tun?

1. Mindestens jährlich einen Vitaminstatus machen lassen und die fehlenden Mikronährstoffe in natürlicher Form einnehmen.
2. Uns vitaminreich ernähren. Dabei Fleisch und die drei Weißen drastisch einschränken: Milch, Weißmehl und Zucker.
3. Mindestens 1½ Liter reines Wasser trinken; je Kilo etwa 30 ml.
4. Täglich entspannen; das geht besonders gut mit den richtigen Atemübungen vorab. Siehe 147 ff.!
5. Uns möglichst viel an der frischen Luft bewegen.
6. Regelmäßig meditieren bzw. kontemplieren, also sich der Schöpfung bewusst machen und darüber nachsinnen.
7. Für gesunden Schlaf sorgen: möglichst nicht nach 18/19 Uhr (Winter-/Sommerzeit) essen und vor 23 Uhr zu Bett gehen. Salate und blähende Gerichte nach 16 Uhr meiden.

Gesunde Alternativen zu Weizenmehl, Zucker und Milch

Wenn Sie Ihrem Körper täglich die problematischen drei Weißen zumuten, laufen Sie Gefahr, Ihrer Gesundheit zu schaden. Manche Menschen leiden an Magen-Darm-Problemen, wenn Sie täglich Brot, Kuchen, Pasta oder Pizza essen, auch wenn sie weder an der Autoimmunkrankheit Zöliakie noch an einer Weizenallergie leiden. Dennoch geht es ihnen besser, wenn sie Weizen ganz von Ihrem Speiseplan streichen. Allerdings gibt es keine einzige Diät oder Medizin, die für alle Patienten mit Reizdarmsyndrom (RDS) funktioniert. Doch können viele Dinge zur Linderung der Symptome des RDS beitragen. Vor allem sind das selbst hergestellte Mahlzeiten mit frischen Zutaten. Am besten Sie führen ein Tagebuch darüber, was Sie essen und welche Symptome Sie bekommen. Reduzieren Sie alles, was RDS auslösen könnte, wie etwa Kohl, Brokkoli, Blumenkohl, Rosenkohl, Bohnen, Zwiebeln, Vollkornprodukte, Nüsse, Samen und Trockenfrüchte. Auch helfen Entspannung und Bewegung. Da der reichliche Genuss der drei Weißen Ihre Darmflora zerstören kann, wäre es ratsam, wenn Sie einen Monat lang Probiotika ausprobieren, um zu sehen, ob sie helfen. Da die Meinungen von ihrer Wirksamkeit auseinandergehen, gibt es sogar Experten, die dazu raten, es Hunden, Schimpansen und Kaninchen nachzumachen und Kot zu essen: als eine Art orale Stuhltransplantation. Übrigens, bei letzteren Tieren ist die Kot-Aufnahme notwendig, um eine gesunde Leber zu bewahren.

spektrum.de/news/warum-es-sich-lohnt-den-eigenen-kot-zu-futtern/1616500

Immerhin besteht der menschliche und tierische Stuhl zu 30 % aus Darmbakterien. Preiswerter ist die Koprophagie-Variante allemal.

Besonders wichtig ist, dass Sie das regelmäßige, nicht zu fette und scharfe Essen gut kauen, jeden Bissen ca. 35 Mal. Essen Sie täglich besser nicht mehr als ein halbes Pfund frisches Obst und trinken nicht mehr als drei Tassen Tee oder Kaffee und wenig Alkohol oder kohlensäurehaltige Getränke.

Blähungen oder Krämpfe können Sie lindern, wenn Sie regelmäßig gut eingeweichten Haferbrei mit Apfel und Joghurt essen, täglich 1-3 Teelöffel Leinsamen zu sich nehmen und Produkte meiden, die den Süßstoff Sorbit enthalten.

Bei Patienten mit Reizdarmsyndrom gibt es mittlerweile eine Vielzahl von Belegen, die auf Beobachtungs- und Vergleichsstudien sowie randomisierten kontrollierten Studien beruhen und die Annahme stützen, dass FODMAPs (fermentierbare Oligosaccharide, Disaccharide, Monosaccharide und Polyole) bei Patienten mit funktionellen Darmerkrankungen gastrointestinale Symptome auslösen. Eine Ernährung, die niedrig in FODMAPs, also z. B. Fructose, Lactose oder Sorbitol ist, bietet eine erhebliche Linderung der Symptome bei der Mehrheit der Patienten, die es verwenden (Shepherd et al.). Letztere Substanz findet oft als Süßstoff in zuckerreduzierten oder zuckerfreien Lebensmitteln Verwendung.

Unser Körper braucht keinen Kristallzucker, selbst wenn viele Süßmäuler es behaupten. Denn Zucker ist nicht nur ein Kalzium-Räuber, er macht auch müde, antriebslos, depressiv und krank. Das weiße Gift kann zu Panikattacken, Magen- und Darmproblemen, Candida, Haarausfall, Hautkrankheiten, Menstruationsbeschwerden, Nervosität, Schlafstörungen, Konzentrationsschwäche und gar zu geistiger Verwirrtheit führen. Vor allem aber verringert der Industriezucker die körperlichen Kalzium-Vorräte in den Zähnen und Knochen. Denn ihm wurden seine Mineralien und andere wichtige Inhaltsstoffe entzogen. Das Fehlen dieser physiologischen Pflanzenkomponenten bewirkt, dass seine Verarbeitung im Körper einen Mangel hervorruft, den es gilt, mit bestimmten Mengen Kalzium auszugleichen. Nur so können Schäden an Zähnen und Knochen abgewendet und die besonders in höherem Alter auftretende Osteoporose geheilt werden. Konzentrate und Extrakte haben oft negative Auswirkungen und wir achten besser darauf, nur natürliche Lebensmittel zu genießen. Anstelle von Zucker eignen sich süße Früchte, ohne Mängel oder Nebenwirkungen zu erzeugen. Natürlicher Zucker ist in geringen Mengen wichtig für den menschlichen Organismus. Ich habe stets Süßkraut und Süßholz im Haus. Der frische Auszug einer Stevia-Süßkraut-Rebaudiana-Pflanze süßt Tees, Müslis oder Süßspeisen. Sie können das Blättergewächs für 4 bis 8 Euro online oder in Baumärkten kaufen.

Wenn wir Kuhmilch trinken, können wir an Allergien, Haut- und Darmproblemen erkranken. Daher ist es sinnvoll, sich nach Alternativen zu dem Kälber-Getränk umzusehen. Zu Sojamilch würde ich allerdings weniger raten, nicht nur, weil mehr als 90 % der weltweiten Sojaproduktion aus gentechnisch veränderten Bohnen besteht. In Japan wird Soja vorwiegend vergoren genossen, z. B. in Form von Sojasoße, Miso oder Tempeh. Bei der Gärung entstehen gesundheitsfördernde Stoffe, wie etwa Vitamin B12. Aber in Sojamilch und Tofu fehlen diese Substanzen. Deshalb rate ich zu Mandel-, Hafer-, Reis- oder Nussmilch.

Am schnellsten gehen **Mandel- oder Nussmilch**. Für einen halben Liter nehmen Sie zwei Handvoll Nüsse oder Mandeln und pürieren sie mit einem halben Liter Wasser in einem Hochleistungsmixer, bis keine Stückchen mehr zu sehen sind. Besser wird das Ergebnis, wenn Sie die Nüsse über Nacht einweichen. Im Müsli können Sie die Milch gleich verwenden. Wollen Sie sie trinken, filtern Sie sie besser durch ein Leintuch. Den Trester können Sie noch zum Backen verwenden.

Verhungern an vollen Töpfen

Wir leben in einem reichen Land, in dem ein fast abartiger Überfluss an Lebensmitteln in den Supermärkten herrscht. Doch, obwohl das Angebot an Obst und Gemüse stetig wächst, leiden die Menschen an Vitaminmangel. Denn die bunte Fülle enthält nur noch etwa ein Drittel der Mikronährstoffe, die noch vor einem halben Jahrhundert enthalten waren. Wie ist das möglich? Neben der veränderten Produktionsweise hat es auch mit den heutigen Lebensmittelgesetzen zu tun. Der Obst- und Gemüsehandel darf noch drei Monte lang gelagerte Früchte als frisch bezeichnen. Zwar sehen diese noch knackig frisch aus, enthalten aber kaum noch Mikronährstoffe. So werden z. B. Ananas, Bananen, Mango und Orangen generell unreif geerntet und zu uns verschifft. Das Problem ist, dass die so wichtigen, unsere Zellen schützenden Substanzen bzw. Antioxidantien dabei verloren gehen. Denn sie entstehen nur durch das Reifen am Baum. Diese Vitamine, Mineralstoffe und Spurenelemente beeinflussen den Stoffwechsel innerhalb der Zellen und die gesamten Körperfunktionen. Ein Mangel eines einzigen Mikronährstoffs kann schon zu einer ernsthaften Erkrankung führen.

Es ist daher höchste Zeit, dass wir mit unserem Körper genauso pfleglich umgehen, wie mit unserem Auto. Wenn wir kein oder das falsche Öl einfüllen, geht der Motor kaputt. Wenn ich am Wagen ein knirschendes Geräusch wahrnehme und die rote Lampe leuchtet, fehlt meist Hydrauliköl, das ich natürlich nachfülle. Denn sonst würde das Getriebe immer mehr knarzen und künftig kaputtgehen. Genauso müssen wir auch rasch handeln, wenn z. B. die Fingernägel brechen oder die Haut juckt. Es macht uns krank, wenn wir für unser Auto nur das Beste wählen, aber beim Körper sparen.

Wenn ich an der Supermarkt-Kasse stehe und sehe, was die Leute in ihrem Einkaufswagen haben bzw. aufs Band legen, wundert mich gar nichts mehr: so gut wie keine Frischkost, fast nur vorgefertigte Nahrung, oft Vorgekochtes mit wenig Wertigkeit. Und wenn wir zu frischem Obst und Gemüse greifen, können wir nicht mehr sicher sein, dass es genetisch unveränderte Agrarprodukte sind. Wie tief greifend das Ausmaß genetischer Veränderungen und wie praktisch willkürlich neue Züchtungen und Kreuzungen entstehen, belegen etwa die neuesten Züchtungen von Kohl und Gurken. Bisher wurden die Langzeitfolgen von gentechnisch veränderten Organismen (GVO), also Pflanzen oder Tiere, nicht ausreichend untersucht.

Jedenfalls erstaunt es dementsprechend kaum, dass die meisten Menschen einen Vitaminmangel aufweisen und krank sind.

Angelika Pape: *Ich kenne kaum noch Menschen, die keine Medikamente nehmen müssen, weil sie einen kerngesunden Körper haben. Das fängt bei den Kindern schon an, die oftmals noch nicht einmal eine frische Möhre kennen, weil es zu Hause nur Schnellgerichte zu essen gibt.*

Ich höre oft von Eltern, ich muss arbeiten, mir fehlt die Zeit zum Zubereiten von frischer Kost. Doch wir mussten früher auch arbeiten, hatten eine höhere Wochenstundenzeit und weniger elektrische Geräte zur Hilfe. Dennoch wurde gesund gekocht. Dadurch gab es auch weniger Krankheiten, wie heute. Die meisten wollen einfach für ihren Körper keine Eigenverantwortung übernehmen. Dabei ist es heute so leicht, sich zu informieren, denn jeder hat Internet.

Ich bin froh, dass wir dieses Buch schreiben. Vielleicht können wir doch einige ZeitgenossInnen dazu bewegen, mehr für ihre Gesundheit zu tun. Alle mir bekannten Personen, die bewusst essen und einmal im Jahr nachschauen lassen, ob ihr Körper gut mit Vitaminen versorgt ist, sind gesund.

Früher, als ich noch nicht im Besitz des Bioscans war, bin ich immer zu einer Naturheilklinik gefahren und habe mir Blut abnehmen lassen. Da wurde erst einmal festgestellt, was im Körper fehlte. Ich unterhielt mich mit den Ärzten und stellte Fragen, da ich sehr wissbegierig bin. Die Ärzte sagten auch, dass ihre Patienten erschreckend viele Mängel aufweisen. Und, dass viele Symptome durch gezieltes Auffüllen von Vitalstoffen beseitigt werden könnten. Doch es sollten nur natürliche Nahrungsergänzungen sein, denn synthetisch hergestellte Vitamine und isolierte Mineralstoffe und Spurenelemente haben oft negative Nebenwirkungen und können uns krank machen. Dagegen haben natürliche Nahrungsergänzungen so gut wie keine Nebenwirkungen. Denn wir haben uns in Millionen von Jahren an natürliche Ernährung angepasst und unser Körper bzw. die Rezeptoren nehmen Veränderungen der chemischen Konzentration eines bestimmten Stoffes im Umfeld einer Zelle wahr. Unser Körper merkt also sehr wohl, ob wir ihm natürliche oder künstliche Stoffe zuführen. Sie achten daher besser bei Verpackungsangaben auf Begriffe, wie naturidentisch und bioverwertbar.

Worauf müssen wir beim Kauf von Mikronährstoffen achten?

Am besten ist es, wenn wir uns durch frisch zubereitete Mahlzeiten vitalstoffreich ernähren. Mitunter, etwa bei chronischen Entzündungen, reicht eine ausgewogene Ernährung oft nicht aus und eine Vitalstoff-Therapie mit Mikronährstoffen wird notwendig. Dabei sollten wir berücksichtigen, dass Vitamine, Mineralien und Spurenelemente in unterschiedlicher Form vorliegen, aber nicht jede Form vom Organismus verwertet werden kann. Was ein Hersteller in sein Präparat gibt, ist ihm laut Gesetzgeber frei überlassen. Es gibt durchaus eine Reihe von Produkten, die völlig wirkungslos sind. Achten Sie deshalb unbedingt auf die Verpackungsangaben: Die Begriffe „bioverwertbar", „organisch" oder „bioaktiv" sollten auf jeden Fall auftauchen.

Wie können wir durch unsere tägliche Ernährung die Versorgung mit Mikronährstoffen sicherstellen?

Bei Obst und Gemüse geht Frische über alles. Nur wirklich frische Produkte – dazu zählt übrigens auch Tiefkühlgemüse – enthalten ausreichend lebensnotwendige Nährstoffe. Wenn möglich, Bioprodukte wählen. Bei Fischen würde ich jene bevorzugen, die sich von Plankton ernähren, wie Sardinen, Heringe, Wildlachse oder Garnelen. Diese Meeresbewohner stehen ja auch am Beginn der Nahrungskette und enthalten weniger Schadstoffe.

Verwenden Sie statt tierischer Fette lieber pflanzliche, wie Nüsse und Samen sowie Bio-Öle, wie Kokos- oder Olivenöl. Besonders reich an Vitaminen und Omega-3-Fettsäuren sind Lein-, Raps- und Hanföl. Ansonsten gilt: Fertiggerichte und Weizenprodukte meiden, Kohlenhydrate, vor allem Zucker, reduzieren und tierisches Eiweiß besser nur von Weide- oder Wildtieren essen.

I. WISSENSWERTES ÜBER DIE KÖRPERCHEMIE

Basen bilden die Basis für Leib und Leben

Der Säure-Basen-Haushalt bestimmt über die Beschaffenheit der Eiweißmoleküle bzw. über die Durchlässigkeit und Struktur der Zellen. Er entscheidet ebenso über ein funktionstüchtiges Bindegewebe und die Verteilung der Elektrolyte, wie etwa Kalium, Kalzium, Magnesium und Natrium. Die Körperflüssigkeiten und Organe, außer des Magens, befinden sich in leicht basischem Bereich. Der Säure-Basen-Haushalt wirkt sich auf die Effektivität von Enzymen und Hormonen sowie die Fließeigenschaft des Blutes aus. Ernähren wir uns säurebildend oder produzieren zu viele Stresssäuren, kränkeln besonders die basenabhängigen Organe: Bauchspeicheldrüse, Leber und Zwölffingerdarm. Auch Knochen leiden, da sie den Organismus mit den benötigten Mineralien zum Abpuffern der Säuren versorgen, bis sie porös sind. In meinem Buch *SO BEKOMMEN SIE IHR FETT WEG* können Sie Ihren individuellen Stoffwechseltyp anhand des Fragebogens ermitteln und mit übersichtlichen Listen arbeiten, bis Sie die Basen-/Säureanteile von Lebensmitteln, den glykämischen Index, Nährstoffe usw. verinnerlicht haben. Sie lernen auch, wie Sie sich gemäß Bedarf ohne Reue satt essen können.

Mikronährstoffe – haben wir genug davon?

Damit unser Organismus einwandfrei funktioniert, ist eine ausreichende Versorgung mit allen Vitaminen, Mineralien, Spurenelementen, sekundären Pflanzenstoffen, Coenzym Q10 und anderen Mikronährstoffen lebensnotwendig. Diese organischen Vitalstoffe müssen mit der Nahrung aufgenommen werden, da sie der Körper nicht oder nicht bedarfsdeckend herstellen kann.

Die **Vitamine** unterteilen wir nach ihrer Löslichkeit in wasserlösliche (hydrophile, wie der Vitamin-B-Komplex und Vitamin C) und fettlösliche (lipophile, wie die Vitamine A, D, E und K). Gemäß der *Nationalen Verzehrsstudie II*, die im Auftrag des Bundesministeriums für Ernährung und Landwirtschaft zwischen November 2005 und Januar 2007 durchgeführt wurde, ist die Versorgungssituation besonders bezüglich der Vitamine C, D und E nicht das Wahre. Auch zeigte sich, dass 66 % der Männer und 51 Prozent der Frauen übergewichtig sind. Jeder fünfte Deutsche ist adipös (fettleibig). Und 53 % der Deutschen sind übergewichtig und somit in Gefahr, an Herz-Kreislauf-Erkrankungen oder Diabetes zu leiden.

Das größte Problem ist, dass wir dazu neigen, Gesundheitsrisiken falsch einzuschätzen. Nicht allein das Körpergewicht, auch die Art und Weise der Ernährung wirken sich auf unser Wohlbefinden aus. Ich habe das gerade wieder bei meiner früheren Vermieterin in Michelstadt erlebt. Sie lud mich zum Grillen ein. Beide Söhne 17 und 21 wohnen bei ihr. Der Ältere, ein Informatik-Student, übernahm das Grillen von etwa 1½ kg Fleisch. Dazu stand ein Riesenteller mit warmem geschnittenen Brot auf dem Tisch und jede Menge Fertigsoßen in Plastikflaschen. Ich fragte: „Esst ihr immer so?“ Die Anwältin lachte: „Na ja, manchmal mache ich auch einen Salat.“ Obwohl ich zu Hause kein Fleisch esse, habe ich, wie Patrizia, ein kleines Stück gegessen und mir zurück auf meinem Zimmer ein paar Radieschen und ein Stück Gurke gegönnt. Mein Körper meldet sich nämlich gleich, wenn ich zu viele Säuren zu mir nehme. Ich erklärte den beiden jungen Männern, die bis auf drei kleine Stückchen die Platte geputzt hatten, dass tierische Produkte das Krebsrisiko erheblich steigern. Ich erwähne bei solchen Gesprächen gern die Erfahrung der Niederländer im 2. Weltkrieg. Als die Nazis ihnen Butter, Käse, Eier, Wurst und Speck raubten und sie sich nur von ihren Baum- und Feldfrüchten ernährten, sank die Krebsrate. Nach dem Krieg stieg sie wieder an. Trotz meines Hinweises, dass die jungen Männer sehr risikoreich essen, schien ihr Verhalten anzudeuten, dass sie kein Interesse daran haben, veränderte Essgewohnheiten anpeilen zu wollen.

Bei der *Nationalen Verzehrsstudie II* liegen auf die Frage nach den Risiken in Verbindung mit der Ernährung die Rückstände von Pestiziden und verdorbene Lebensmittel bei drei Viertel der Befragten ganz vorn. Die einseitige Ernährung sowie das zu viel Essen stellen sich die meisten als weniger riskant vor, auch wenn hier die erheblich größeren Gefahren für die eigene Gesundheit liegen. Nach meinem Ermessen könnte die Nationale Verzehrsstudie III, die seit dem 1.1.2015 läuft und am 31.12.2023 beendet ist, noch wesentlich beunruhigender ausfallen.

Bei den Essgewohnheiten der Deutschen unterscheiden sich die von Männern und Frauen:

„Männer essen doppelt so viel Fleisch, Wurstwaren und Fleischerzeugnisse wie Frauen. Täglich essen sie 160 Gramm davon. Bei Frauen landen täglich nur 84 Gramm auf dem Teller. Pflanzliche Lebensmittel, insbesondere Gemüse, werden sowohl von Männern als auch von Frauen in geringerer Menge verzehrt als es von der *Deutschen Gesellschaft für Ernährung* (DGE) empfohlen wird."

bmel.de/DE/Ernaehrung/GesundeErnaehrung/_Texte/NationaleVerzehrsstudie_Zusammenfassung.html

Um Nährstoffmangel vorzubeugen, wäre es am besten, wenn Sie von Zeit zu Zeit Ihren persönlichen Vitalstoff-Status überprüfen lassen. Besonders, wenn Sie bereits an einer chronischen Erkrankung leiden, können diese Mikronährstoffe, also Mineralstoffe, Vitamine, Amino- und Fettsäuren etc. Ihren Heilungsprozess beschleunigen.

Mineralstoffstatus eines 69-/70-jährigen weiblichen Körpers

Folgend sehen Sie meinen Mineralstoffstatus, den mir Angelika Pape Mitte Januar 2019 mit dem Bioscan erstellte. Zuvor war ich etwas skeptisch, ob das Gerät wirklich so genau feststellen kann, was mir fehlt und wovon ich zu viel habe. Aber als ich dann diese Daten gesehen habe, musste ich zugeben, dass sie offenbar stimmen.

Grün in der Mitte ist normal (-). Blau leicht abweichend (+). Gelb gemäßigt abweichend (++). Rot ganz außen stark abweichend (+++; siehe Cover).

Kupfer ist eines der wenigen Elemente, die gemäßigt abweichen. Da ich zwei Jahre lang eine mit Zink gedüngte Spirulinasorte zu mir nahm, ist es nachvollziehbar, dass ich vom Gegenspieler Kupfer zu wenig habe, auch leicht verminderte Selen-Werte. Denn zu viel Zink hemmt die Aufnahme von Kupfer und Selen. Es empfiehlt sich also, Gegenspieler-Elemente zeitversetzt einzunehmen. Kupfer wird auch für die Aufnahme von Eisen aus der Nahrung gebraucht. Daher ist auch der leichte Eisenmangel plausibel.

Kalzium	1,219 - 3,021	1,358
Eisen	1,151 - 1,847	0,751
Zink	1,143 - 1,989	1,212
Selen	0,847 - 2,045	0,729
Phosphor	1,195 - 2,134	1,493
Kalium	0,689 - 0,987	0,864
Magnesium	0,568 - 0,992	0,551
Kupfer	0,474 - 0,749	0,206
Kobalt	2,326 - 5,531	3,238
Mangan	0,497 - 0,879	0,828
Jod	1,421 - 5,490	4,733
Nickel	2,462 - 5,753	5,541
Fluor	1,954 - 4,543	3,81
Molybdän	0,938 - 1,712	1,064
Vanadium	1,019 - 3,721	2,939
Zinn	1,023 - 7,627	5,88

Auch, dass ich etwas zu wenig Magnesium habe, leuchtet mir ein. Denn ich esse viel grünes Gemüse und Salat, nehme also viel Kalium und Kalzium auf. Auch habe ich zu viel Joghurt und Quark gegessen. Kuhmilch hat ein Kalzium-Magnesium-Verhältnis von 10:3, ideal ist 3:1. Wenn unsere Böden zu viel Kalium und/oder Kalk enthalten, können sie nicht genug Magnesium aufnehmen, da Kalzium und Kalium Gegenspieler von Magnesium sind. Auch aß ich nach dem Tod meines Mannes wenig und nahm 12 Kilo ab. Da Magnesium an vielen Stoffwechselvorgängen beteiligt ist, kann ein Mangel bei zu geringer Nahrungszufuhr (besonders im Alter) oder ein erhöhter Bedarf infolge von Belastungen durch verminderte Absorption im Darm oder zu intensive Ausscheidung über Nieren und Haut entstehen.

Bei mir treffen wohl auch Darmprobleme zu, da mein Körper schon in der Kindheit durch etliche Krankheiten und Operationen bis zur Halskrause mit Antibiotika, Anästhetika und Röntgenstrahlen verseucht wurde.

Als Nächstes zeige ich unter anderem Symptome auf, wie ich sie aufgrund meiner mangelhaften Versorgung an folgenden Nährstoffen erlebt habe.

Anzeichen einer Vitalstoff-Unterversorgung

Schwere Mangelsymptome, wie etwa Nervenentzündungen, Ödeme und Herzerweiterung beim zur Beriberi-Krankheit führenden Mangel an Thiamin bzw. Vitamin B1 sind in den westlichen Industrienationen höchst selten. Auch den durch extremen Vitamin-C-Mangel verursachte Skorbut soll es bei uns kaum geben, wenngleich einige der Symptome, wie Zahnfleischbluten, Müdigkeit und Gelenkentzündungen gar nicht so seltene Krankheitszeichen sind, die ich selbst schon erlitten habe. Und, da ich bei meiner Ernährung mit täglich verzehrten Salaten, rohem Gemüse und Obst einen Vitamin-C-Mangel aufweise, würde es mich nicht wundern, wenn viele Menschen noch ganz andere Skorbut-Symptome aufweisen, wie schlechte Wundheilung, Muskelschwund, Bewegungseinschränkung, starker Durchfall, hohes Fieber oder plötzlicher Schwindel.

(de.wikipedia.org/wiki/Skorbut)

Auch die Eisenmangelanämie, also die Blutarmut soll bei uns kaum vorkommen. Dennoch hören sich selbst die Symptome des fortgeschrittenen Krankheitsbildes gar nicht so fremd an, wie etwa eine eingeschränkte Herzfunktion, Störungen der Konzentration, Schwindelgefühl und Gleichgewichtsstörungen. Die Symptome des Anfangsstadiums traten bei meinem leichten Eisenmangel auch schon auf: Leistungsabfall und körperliche Schwäche, Müdigkeit, Kopfschmerzen und brüchige Nägel. Da ich seit meinem ersten Bioscan Anfang Februar die Eisengusspfanne wieder benutze, um mein Gemüse darin zu dünsten, habe ich seit Mitte März wieder genug Eisen und längere, flexiblere Fingernägel. Auch hatte ich wieder die Kraft, alle Bäume ums Haus herum eigenhändig zu trimmen, einen toten Baum musste ich sogar ganz absägen. Momentan versuche ich auf ähnliche Weise, meinen Kupfermangel zu beheben, und zwar zuerst durch einige Cent-Stücke im Wasserkocher. Derzeit nehme ich Kupfer-Tabletten.

Selbst wenn obengenannte Krankheiten sehr selten sein mögen, äußerst weit verbreitet ist jedenfalls eine leichte Unterversorgung an Mikronährstoffen. Sie zeigt sich erst einmal in unspezifischen, eher unauffälligen Beschwerden. Sie sind weniger leistungsfähig, rasch müde und erschöpft, können sich weniger gut konzentrieren oder haben Kopfschmerzen.

Langfristig kann die Unterversorgung mit Vitalstoffen zu chronischen Erkrankungen führen, wie Adipositas (Fettsucht), Arteriosklerose, Darmentzündungen, Diabetes mellitus, Herz-Kreislauf- oder rheumatische Erkrankungen.

Ist die Eisenzufuhr ein *heißes Eisen*?

Das an Blutbildung, Sauerstofftransport/-speicherung und verschiedenen Stoffwechselprozessen beteiligte Spurenelement ist essenzieller Bestandteil unseres Lebens. Bei einem Mangel an Eisen sind wir müde, schwindelanfällig und abgeschlagen. Unsere Haut ist blass, wir haben Kribbeln in den Beinen, kalte Hände bzw. Füße und brüchige Nägel. Auch können wir unser Herz rascher schlagen hören.

Die WHO schätzt, dass ein Viertel der Weltbevölkerung eine Eisenmangelanämie und 80 % einen zu niedrigen Eisenspiegel haben. Bedauerlicherweise werden aber die Folgeerscheinungen nur selten mit niedrigen Eisenwerten in Verbindung gebracht. Da Eisen in Nahrungsmitteln angeblich vom Körper schlecht aufgenommen wird, rate ich zur guten alten Gusseisenpfanne, bei der sich einzelne Eisenatome von der Pfannen-Oberfläche abspalten. Sie werden von der in der Pfanne zubereiteten Speisen aufgenommen und wir schlucken sie. Forscher vermuten, dass die Eisenpartikel vom Magen ins Blut gelangen, wo sie sich zu Enzymen oder Proteinen, wie Hämoglobin oder Ferritin, bilden. Allerdings geht es sehr langsam. Mein Eisen im Blut hat sich bei den Bioscan-Tests immer nur minimal verbessert.

www.roeth-no1.de/mit-gusseisen-zu-einem-ausgewogenen-eisenhaushalt

Eisen benötigt für die Aufnahme ein saures Magenmilieu; ebenso Vitamin C. Eisenhaltige Lebensmittel essen Sie daher besser in Kombination mit Obst und Gemüse. Wenn Sie Eisenpräparate einnehmen, am besten morgens nüchtern, eine Stunde vorm Frühstück. Kaffee, Cola, schwarzer und grüner Tee sowie Milch und Milchprodukte binden Eisen im Darm. Daher sollten Sie diese Getränke besser im Abstand von mindestens 2 Stunden zu den Eisenpräparaten trinken. Andernfalls produzieren Sie nur kostspielige Ausscheidungen.

B-Vitamine und essenzielle Aminosäuren helfen bei psychischen Leiden

Bereits 1897 fiel dem niederländischen Arzt, Pathologen, Bakteriologen und Hygieniker Christiaan Eijkman auf, dass durch Verfüttern von poliertem Reis bei Hühnern Beriberi entsteht. Dieser Effekt eines Mangels an Vitamin B1 konnte durch das Verfüttern der Silberhäutchen des Reises behoben werden. Zusammen mit seinem Mitarbeiter Gerrit Grijns entdeckte Eijkman einen Anti-Beriberi-Faktor, der später durch Casimir Funk als Vitamin B1 (Thiamin) identifiziert wurde. Beriberi ist, wie gesagt, die Bezeichnung für verschiedene Krankheitsbilder, insbesondere Nervenentzündungen, Ödeme und Herzerweiterung, die auf einen Mangel an Thiamin (Vitamin B1) zurückgeführt werden.

Doch der Run auf diese Nahrungsergänzungen begann erst, als fortschrittliche Gesundheitsexperten den Zusammenhang zwischen an B-Vitaminen beraubter Ernährung und psychischen Erkrankungen entdeckten. In den Arbeitervierteln von Pittsburgh aßen die Menschen vorwiegend polierten Reis sowie Toast und andere Weißbrotsorten. Durch diese Unterversorgung mit Vitalstoffen, besonders der B-Vitamine und Spurenelemente, wurden viele Pittsburgher krank. Einige kamen in die Psychiatrie. „Biochemisch orientierte Ärzte und Heilpraktiker, die Symptome nicht isoliert behandelten, erzielten erstaunliche Heilerfolge mit dem Ergänzen fehlender Nährstoffe. Dadurch wurde das Thema Nahrungsergänzung unter den US-Wissenschaftlern vorangetrieben.“ (Meyer 2016)

Vor über dreißig Jahren fiel mir Carl Pfeiffers Buch in die Hände, in dem es um biochemische Ungleichgewichte geht, die für zahlreiche psychische Probleme verantwortlich seien (1988). Der Arzt, Pharmakologe und Pionier im Feld der Ernährungswissenschaft war Gründer des Princeton Brain-Bio Centers, eine auf orthomolekulare Psychiatrie und Medizin spezialisierte ambulante Behandlungseinrichtung. Pfeiffer erforschte Schizophrenie, Allergien und andere Krankheiten und stellte fest, dass die meisten psychotischen Patienten entweder einen abnormal hohen oder einen niedrigen Histamin-Spiegel aufweisen: die bei allergischen Reaktionen mobilisierte Körperchemikalie, die für das Funktionieren des Nervensystems von entscheidender Bedeutung ist. Er stellte auch fest, dass sie wahrscheinlich zu viel Kupfer und zu wenig Zink und andere Nährstoffe enthalten.

Durch die Ernährungsumstellung und Zugabe von Nahrungsergänzungen erzielte Dr. Pfeiffer bei vielen Patienten deutliche Verbesserungen. Er konnte 95 % seiner fünftausend als schizophren stigmatisierten Patienten allein durch Nahrungsumstellung und Verabreichung bestimmter Mikronährstoffe sozial rehabilitieren. Ich war so begeistert von Pfeiffers Arbeit, dass ich seither Menschen mit psychischen Problemen zum Labortest für Selbstzahler rate. Aber mit den elektromagnetischen Wellen können wir schneller und preiswerter herausfinden, was uns fehlt.

Da immer mehr Menschen bei der Ernährung das Tierwohl berücksichtigen und sich vegetarisch oder vegan ernähren, ist es essenziell, den Speiseplan mit genügend veganen Vitamin-B12-Quellen zu versehen. Sich vegetarisch ernährende Tiere fressen ja hin und wieder ihren Kot, da im Dickdarm das meiste Vitamin B zu finden ist. Aber dazu werden sich die wenigsten Menschen entschließen wollen. Wohl werden auch wenige täglich ein paar Löffel Gartenerde essen, in der sich diverse Kleinstlebewesen aufhalten. Viele denken, sie könnten den von der Deutschen Gesellschaft für Ernährung geschätzten täglichen Vitamin-B12-Wert von 4 µg für Erwachsene von Tofu oder Sojamilch beziehen. Aber Sojabohnen liefern, so denn, minimale Mengen. Schwankende Mengen liefern Sauerkraut und andere milchsaure Gemüsesorten, Sauerteig, Miso, Tempeh, Kombucha, Brottrunk, Bier, Algen, Shiitake-Pilze, Buttermilch und, wie australische Forscher herausfanden, sogar Molke (Zajak et al. 2018). Ich kenne im Übrigen auch keine Spirulina-Konsumenten, die an Vitamin-B-12-Mangel leiden.

Auch haben thailändische Forscher die Quelle und den Gehalt an Vitamin B12 in zehn kommerziellen Tempeh-Proben bestimmt und fanden relativ hohe Vitamin-B12-Gehalte (Areekul et al. 1990).

Vitamin D schützt vor Grippe und Autoimmunerkrankungen

Unser Körper braucht Sonnenlicht, um Vitamin D zu bilden. In der kalten, dunklen Jahreszeit sind wir daher oft unterversorgt. Ein Mangel an dieser für den Kalziumstoffwechsel wichtigen Gruppe fettlöslicher Vitamine birgt ein erhöhtes Risiko für viele Krankheiten. Am höchsten sind die Gesamt-Sterberaten in der Wintersaison in Ländern nördlicher Breiten. Wobei mir beim Studium der neuesten klinischen Tests, die sich mit Vitamin-D-Mangel und Influenza befassen, etwas auffiel. Könnte es nicht sein, dass auch die vielen Antibiotika-Gaben zu einem Vitamin-D-Mangel führen? Denn in einer neueren Studie mit 95 Vorschulkindern aus Addis Abeba, von denen 90 % unter Vitamin-D-Mangel litten, stellten norwegische Forscher unter Johanna Bodin Folgendes fest: Besonders Mädchen mit niedrigen D-Spiegeln zeigten sich anfällig für pathogene Mikroben (2019). Könnte es dann auch sein, dass die derzeitigen COVID-19-Infizierten zu viel Antibiotika geschluckt oder sich zu wenig der Sonne ausgesetzt haben? Sollten Ihre eigenen Viren jemals überhandnehmen, würde ich an Ihrer Stelle Spirulina, H2O, kolloidales Silber, Grapefruitkernextrakt u. a. das Immunsystem stärkende natürliche Heilmittel verwenden und viel reines Wasser trinken.

Beim Online-Hashimoto-Kongress Anfang 2019 berichtete Dr. Berndt Rieger, dass viele seiner Patienten, die ihren Vitamin-D-Speicher aufgefüllt haben, sich schon wieder über eine normale Schilddrüsen-Funktion erfreuen konnten. Vitamin D und Selen seien äußerst wichtig, ebenso das Ermitteln der Toxine und deren Entgiftung. Die Ärzte des Kongresses berichteten, dass die meisten Menschen sehr hohe Toxin-Werte haben, vor allem Quecksilber, Blei und Kadmium vom Fisch-Verzehr.

Neben Vitamin D und Selen sind auch Zink, Magnesium, Jod, Natriumbikarbonat und Vitamin C Bestandteile, die Ihnen helfen, sich gegen Krankheiten zu wappnen und gefährliche Komplikationen durch die Grippe zu vermeiden. Siehe dazu entsprechende Kapitel.

Folgender Link führt Sie zu „Vitamin D - die wichtigsten Fakten NDR plietsch“: https://www.youtube.com/watch?v=9VcFSXuZKdw

Gefahren eines niedrigen Zinkspiegels

Das essenzielle Spurenelement ist an der Immunabwehr und an weiteren biochemischen Funktionen beteiligt, wie am Auf- und Abbau der Nukleinsäuren und am Enzym-, Protein- und Hormonstoffwechsel. Daher kann ein Mangel an Zink zum Abschwächen diverser Körperfunktionen führen. Wir laufen Gefahr, an einer ganzen Reihe Gesundheitsproblemen zu leiden. Dazu gehören eine erhöhte Anfälligkeit für grippale Infekte, Wachstumsstörungen, Energiemangel in den Zellen bzw. Diabetes mellitus, eine Unterfunktion der Schilddrüse, verzögerte Wundheilung, Fruchtbarkeitsstörung, vorzeitige Alterung des Körpers, neurologische Störungen, Probleme mit Haut und Haaren sowie dem Geruchssinn und Geschmacksempfinden.

Ein Mangel an Zink ist allerdings mit den Routine-Verfahren der Laboranalyse nur schwer nachweisbar, da der Zinkspiegel im Blut (Plasma) keine zuverlässige Aussage gewährt. Zink im Serum oder Vollblut (EDTA-Blut) ist in 90% aller Zinkmangel-Fälle im Normbereich. Zink und Selen sollen in kombinierter Form einige ihrer Eigenschaften, wie etwa die Fähigkeit, Vitamin A aufzunehmen, potenzieren. Dieses wiederum wirkt sich positiv auf die Erhaltung der Sehkraft aus, insbesondere bezüglich des nächtlichen Sehens.

Besonders reich an Zink sind Sonnenblumenkerne, Kakaopulver, Leinsamen, Leber, Käse, Eier, Nüsse, weiße Bohnen, Hülsenfrüchte und Vollkornprodukte, vor allem Haferflocken. Genaue Angaben finden Sie auf der *Liste gefährlicher Gifte und essenzieller Stoffe* im folgenden Teil II.

Da Vitamin C und Proteine die Aufnahme und Verfügbarkeit von Zink im Körper verbessern, empfiehlt es sich, eiweiß- und Vitamin-C-reiche Lebensmittel mit zinkhaltigen zu kombinieren.

Eine unkontrolliert hohe Zinkeinnahme kann jedoch auch für die altersbedingte Makuladegeneration (AMD) verantwortlich sein. US-Forscher fanden eine erhöhte Zinkkonzentration in Drusen und anderen Ablagerungen der Retina, die für diese Erkrankung typisch sind. Es stellt sich also die Frage, ob das Spurenelement, das bisher zur Vorbeugung der AMD in der Diskussion war, in Wahrheit an seiner Krankheitsentstehung beteiligt sein könnte. (Newsome Brewer 2008)

Selenmangel verursacht viele Beschwerden

Das halbmetallische, als giftig eingestufte und dennoch lebenswichtige Spurenelement wurde von dem schwedischen Chemiker Jöns Jacob Berzelius 1817 im Bleikammerschlamm seiner Gripsholmer Schwefelsäure-Fabrik entdeckt.

https://www.biospektrum.de/blatt/d_bs_pdf&_id=1443545

Selen ist angesichts seines Bedarfs ein Vabanquespiel zwischen lebensnotwendiger Menge und toxischer Dosis. Ein Grund, weshalb ich bei diesem Nahrungsergänzungsmittel doch lieber mehr auf Kokosnüsse & Co. zurückgreife. Laut Tabelle auf S. 42 haben Kokosnüsse immerhin 810 µg Selen pro 100 mg. Allerdings muss ich mich doch wundern, dass ich überhaupt einen leichten Mangel aufwies (siehe S. 24) , wo ich schon sämtliche Kuchen mit Kokos-Mehl backe, Kokos-Joghurts selbst herstellte und Kokosöl zum Kochen verwendete; vielleicht sind es die Schwermetallbelastungen. Ich (oder meine Bakterien) habe seit etwa einem Jahr unbewusst auch weitere besonders selenhaltige Nahrungsquellen gewählt, wie Naturreis, Haferflocken, Eier, weiße Bohnen, Lachs und Sardinen.

Das Spurenelement regelmäßig mit der Nahrung zuführen ist bei der heutigen einseitigen Ernährung nicht einfach. Die meisten Menschen weisen aufgrund übersäuerter, selenarmer Böden und einseitiger oder künstlicher Ernährung einen erheblichen Mangel des Spurenelements auf. Auch bei Schwermetallbelastungen fehlt uns Selen, denn es bindet Schwermetalle und ist für den Körper dann nicht mehr verwertbar. Das ist einer der Gründe, weshalb wir immer mehr an Herz- und Schilddrüsenerkrankungen, Krebs, Depressionen, Leberschwäche, Muskel- und Gelenkbeschwerden und anderen Gesundheitsbeschwerden leiden. Besonders schwierig ist es in Nordeuropa, Deutschland und in der Schweiz, an genügend Selen zu kommen, denn dort sind die Böden besonders selenarm.

Angelika Pape hatte selbst Selenmangel und wunderte sich, warum ihre Schilddrüse plötzlich total verrückt spielte. Sie schwankte von Unterfunktion zu Überfunktion und wieder zurück. Als ihr Bioscan den Selenmangel anzeigte, holte sie sich gleich mehrere Tüten Bio-Paranüsse und aß jeden Tag 5-6 Stück. Nach vierzehn Tagen bemerkte sie, dass die Schilddrüse sich beruhigte. Heute isst sie immer noch jeden Tag Paranüsse, damit sie keinen Selenmangel mehr bekommt.

Durch seine antioxidative Wirkung und die Fähigkeit, Schwermetalle an sich zu binden, schützt Selen die Zellen vor Angriffen freier Radikale, stärkt die Abwehrkraft und beugt vielen Krankheiten vor.

Selen hat eine positive Wirkung auf die Psyche. Wenn Sie sich den stimmungsaufhellenden Effekt des Spurenelements zunutze machen wollen, essen Sie am besten frische Kokosnüsse oder Kokosflocken und Paranüsse. Auch Hülsenfrüchte, Eier, Fisch, Käse und Fleisch enthalten Selen.

Sollten Sie also müde und blass sein, häufig kränkeln, weiße Flecken auf den Fingernägeln und Leberbeschwerden haben, essen Sie besser jede Menge Kokosflocken und Paranüsse. Auch Muskel-, Gelenk- und Herzprobleme könnten auf einen Selenmangel hinweisen.

Nitrate - Fluch oder Segen?

An sich sind Nitrate harmlos, können aber im Organismus oder beim Verarbeiten und Zubereiten von Lebensmitteln in Nitrite umgewandelt werden.

Für Pflanzen ist der Stickstoff, der von den Wurzeln als Nitrat aufgenommen wird, essenziell, denn sie benötigen ihn für die Aminosäuren- und Eiweißproduktion. Studien zeigen, dass Nitrate, besser gesagt die Folgeprodukte Nitrite und Nitrosamine, eine schädigende Wirkung auf unseren Körper haben. Neben natürlich vorkommenden Nitraten in Lebensmitteln, vor allem in Portulak, Mangold, Rettich, Rote Beete und Spinat, werden die Salze als Kalium- oder Natriumnitrat (E 252) auch als Konservierungsmethode von Lebensmitteln eingesetzt. Etwa das Pökelsalz (Salpeter) zur Haltbarmachung von Fleisch-/Wurstwaren bzw. zum Verhindern des Bakteriums *Clostridium botulinum.*

Und nun zu den in zwei Kohortenstudien mit 63.893 Frauen von 1984 bis 2012 und 41.094 Männern von 1986-2012 ermittelten Nitrat-Vorteilen. Die Teilnehmer waren 40 Jahre oder älter und frei vom sogenannten Offenwinkel-Glaukom (POAG, die mit Abstand häufigste Glaukom-Form), das mit erhöhtem Augendruck und einer schleichenden Verschlechterung der Sehfähigkeit einhergeht. Im o. g. Zeitraum wurden 1.483 Fälle von POAG entdeckt. Die Ergebnisse der Studien legen nahe, dass sich das Risiko eines Offenwinkel-Glaukoms mit einer optimalen Ernährung, vor allem mit nitratreichem grünen Blattgemüse, minimieren lässt. (Hang et al. 2016)

Neuere Studien deuten darauf hin, dass Nitrat weitere gesundheitsfördernde Wirkungen im menschlichen Organismus zeigen könnte. So legt Stickoxid im Magen eine hohe antimikrobielle Aktivität gegenüber Keimen des Magen-Darm-Traktes wie Salmonellen, Shigellen oder Helicobacter pylori an den Tag. Der schwedische Biologe Joel Petersson fand heraus, dass nitratreiche Nahrung die Durchblutung und Regeneration der Magenschleimhaut verbessert, die Magenschleimbildung verstärkt und damit auch der Bildung von Magengeschwüren vorbeugt.

www.ugb.de/forschung-studien/nitrat-im-essen-vom-saulus-zum-paulus

Der Verzehr von nitrat- und nitrithaltiger Nahrung könnte demnach einen positiven Einfluss auf Blutzirkulation, Signalübertragung der Zellen, Energiegewinnung und Gewebereaktionen auf Sauerstoffmangel haben. Hier zeigt sich wieder: Wissenschaft ist Irrtum auf den neuesten Stand gebracht.

Wie entsteht ein Magnesiummangel und was können wir selbst dagegen tun?

Wir können an einem Mangel an Magnesium leiden, wenn wir zu wenig dieses Mineralsalzes aufnehmen oder zu viel verlieren. Meist sind aber andere Faktoren die Ursache für das Fehlen von Magnesium, wie etwa chronisch-entzündliche Darmerkrankungen, häufiges Erbrechen oder Durchfall, einseitige Ernährung, Essstörungen bzw. Mangelernährung, zu viel Sport, Alkohol und Stress. Siehe auch:

www.netdoktor.de/laborwerte/magnesium/magnesiummangel

Der Grund, warum wir generell an einem Magnesiummangel leiden, liegt in der Beschaffenheit unserer Böden. Sie enthalten zu viel Kalium und/oder Kalk wodurch sie nicht genug Magnesium aufnehmen können, da Kalzium und Kalium Gegenspieler von Magnesium sind. Und somit haben wir zu wenig Magnesium in unserer Nahrung.

Neben Muskelzuckungen, Kribbeln, innere Unruhe und Atemnot können auch Schlafstörungen oder ständige Müdigkeit anzeigen, dass wir an Magnesiummangel leiden.

Wenn wir regelmäßig Kürbiskerne, Sesamsamen und Mandeln mit Haferflocken zum Frühstück und öfters Mangold, Spinat und Hülsenfrüchte essen und bei erhöhtem Bedarf Magnesium-Citrat-Pulver zu uns nehmen, können wir einen Magnesiummangel beheben bzw. ihm vorbeugen.

II. LISTE ESSENZIELLER SALZE UND GEFÄHRLICHER GIFTE

Die folgende Liste habe ich gleich nach dem Ergebnis meines ersten Bioscan-Tests erstellt, da ich wissen wollte, welche Lebensmittel ich besser vermehrt konsumiere, um meine spezifischen Mikronährstoff-Defizite ausgleichen zu können. Und welche ich besser meide, um weniger Schadstoffe aufzunehmen.

Die meisten Angaben habe ich der Eucell-Webseite entnommen. Wie Sie sehen können, weichen die Werte im Vergleich mit den anderen Listen mitunter ab. Dennoch hilft die Aufstellung zur Orientierung. Immerhin konnte ich bereits nach ca. vier Wochen beim 2. Bioscan-Test einen Zuwachs an Vitalstoffen feststellen.

Der Platz reicht nicht aus, um alle Mikronährstoffe in einer Tabelle aufzuführen. Deshalb habe ich die bei vielen Menschen fehlenden drei Spurenelemente Selen, Zink und Jod gewählt. Alle anderen Vitalstoffe oder auch Schadstoffe, die Sie gern nachschauen möchten, finden Sie unter den der Lebensmittelliste folgenden Links.

Selen ist hauptsächlich für die Funktion der Schilddrüse bedeutend. Auch hat es eine exzellente antioxidative Wirkung und bindet effektiv Schwermetalle an sich. Diese zwei Funktionen schützen die Körperzellen vor angreifenden freien Radikalen und stärken die Abwehrkraft des Körpers. Symptome sind Krankheitsanfälligkeit, Haarausfall, schuppige, blasse Haut, Leberstörung, Muskelschwäche, Gelenkprobleme, hoher Blutdruck und andere Herzbeschwerden sowie Müdigkeit. Siehe auch Kapitel „Selenmangel verursacht viele Beschwerden“ im vorigen Teil I. EINFÜHRUNG IN DIE KÖRPERCHEMIE.

Zink ist nach Eisen das zweithäufigste Spurenelement im Körper und an der Funktion unzähliger Enzyme und Hormone beteiligt. Es hilft beim Entgiften, bei der Abwehr von Infektionen, beim Kampf gegen Krebszellen und beim Beseitigen von freien Radikalen. Mangelsymptome sind Haarausfall, schlechte Haut und Müdigkeit. Zinkmangel wird auch mit Autismus in Zusammenhang gebracht. Siehe Kapitel „Gefahren bei niedrigem Zinkspiegel“ im vorherigen Teil.

Jod ist maßgeblich am Aufbau von Thyroxin (T4) und Trijodthyronin (T3) beteiligt. Diese körpereigenen Schilddrüsenhormone sorgen für den störungsfreien Ablauf von Wachstum, Knochenbildung, Gehirnentwicklung und Energiestoffwechsel. Meine Leser konfrontieren mich immer wieder mit ihrer Angst vor Jod. Da Deutschland lange Zeit als Jodmangel-Land galt, preist das Gesundheitsministerium seit zig Jahren eine Jodsalz-Vorsorgemaßnahme an. Die unkontrollierte Menge an Jodsalz, die seither Brot, Fleischprodukten und Futtermitteln zugesetzt wird (sich also auch in Milchprodukten und Eiern ansammeln), hat dazu geführt, dass bereits jeder Dritte an einer Funktionsstörung der Schilddrüse leidet. Das heißt aber nicht, dass wir Jod meiden, sondern natürliche jodhaltige Lebensmittel zu uns nehmen sollten: also Algen, Meersalz, jodhaltiges Mineralwasser, Kiwis, Käse, Eier, Fisch, Brokkoli, Möhren, Erbsen und Nüsse.

Eisen zählt ebenso zu den bedeutendsten Elementen; der Körper enthält immerhin 3 - 5 g Fe. Da es aber genügend andere Möglichkeiten gibt, den Körper mit dem Spurenelement zu versorgen, habe ich es lediglich hier aufgeführt. Eisen ist für die Zellbildung und vor allem für die Zellatmung entscheidend. Dabei wird der Sauerstoff, den wir über die Lunge aufnehmen, mithilfe von Fe an den roten Blutfarbstoff Hämoglobin gebunden, über das Blut im ganzen Körper verteilt und in den Mitochondrien der Zellen für die Energiegewinnung genutzt. Siehe auch Kapitel „Die Eisenzufuhr ist oft ein heißes Eisen“ im vorigen Teil I. EINFÜHRUNG IN DIE KÖRPERCHEMIE.

Wenn Sie schwunglos sind, Ihnen der Kopf wehtut, sie unter Schlafstörungen und chronischer Müdigkeit leiden, denken Sie schon mal an einen Eisenmangel. Wenn dann auch noch die Haare ausgehen, die Nägel brechen, Sie einen unwiderstehlichen Drang verspüren, Ihre Beine zu bewegen (Restless-Legs-Syndrom) und Ihnen die Mundwinkel wund werden, ist es höchste Zeit, die guten alten Gusseisenpfannen und -töpfe wieder zu verwenden. Dann vermeiden Sie auch die Schadstoffe durch die beschichteten Pfannen. Ich konnte damit und auch mit dem Verzehr von Spirulina 80 mg/100 g), Hirse (9 mg/100g), Kürbiskerne, Leinsamen und Sesam (9-12 mg/100g), weiße Bohnen und Linsen (6-7,5 mg/100g) meinen Eisenmangel beheben.

Auch sollten wir darauf achten, nichts zu essen, das schon etwas Schimmel angesetzt hat. **Vorsicht:**

Mit Salz oder Gewürzen geröstete Nüsse, Kerne und Samen können schimmelig sein, ohne dass wir es merken. Denn Schimmelpilze benötigen Eisen und sie würden sich nonchalant an unserem Depot bedienen. Deshalb ist es besser, diese Knabbereien frisch zu konsumieren. Beim Tierischen punktet die Blutwurst mit fast 30 mg Eisen auf 100 g, gefolgt von der Schweineleber. Aber auf Tierisches würde ich weitgehend verzichten und auf Schweinisches grundsätzlich. Tierprodukte enthalten lebensfeindliche Antibiotika, Wachstumshormone und für uns schädliche Parasiten. Allerdings werden wir schon sehr bald überall sauberes Fleisch kaufen können, ohne dass ein Tier leiden muss: echtes Fleisch, aus Tierzellen gezüchtet bzw. gebraut. Sogar mit einer abgefallenen Feder lässt sich Geflügel züchten. (Shapiro und Koehof 2018)

Vor Kurzem habe ich das hochinteressante noch nicht veröffentlichte Buch *BIOENERGETISCHE MEDIZIN* von Dr. med. Hartwig Schuldt korrekturgelesen. Dabei hat mich die Aussage des Hamburger Arztes über die Ähnlichkeit des schweinischen und menschlichen Metabolismus auf den Gedanken gebracht, dass womöglich die sich immer mehr ausbreitenden Immunmangelkrankheiten mit dem Verzehr und der medizinischen Anwendung von Schweineprodukten zu tun haben. Wegen dieser Ähnlichkeit *werden in der Humanmedizin Transplantate oder endokrine Substanzen des Schweins als Ersatz verwendet. „Doch die Ähnlichkeit von Produkten des Schweins leitet die menschlichen Überwachungsfunktionen in die Irre. Daher können eine Verschlechterung von Krankheiten, Hautirritationen, Allergien und allgemeines Ungleichgewicht beobachtet werden, manchmal kommt es sogar zu einem gefährlichen Aufflammen oder Verschlimmern zuvor besiegt geglaubter Krankheiten. Dasselbe wie für die Nutzung von Produkten des Schweins gilt für den Einsatz von Pflanzen, die mit Schweine-Dung behandelt worden sind.*“ (S 84)

Es wäre interessant zu prüfen, ob es in Gesellschaften, in denen kein Schwein verzehrt wird, weniger Immunmangel-Kranke gibt. Umgekehrt könnte es sein, dass in Ländern mit besonders wachsendem Schweinefleischverbrauch, wie China, Mexiko, Brasilien und Russland vermehrt oben genannte Krankheiten auftreten.

Ich bin bisher immer davon ausgegangen, dass ein geschwächtes Immunsystem hauptsächlich damit zu tun hat, dass Menschen vor allem durch ständigen Antibiotika-Konsum dem Immunsystem seine Aufgabenausführung verwehren; also Bakterien, Viren, Pilze und andere Parasiten aufzuspüren und zu eliminieren.

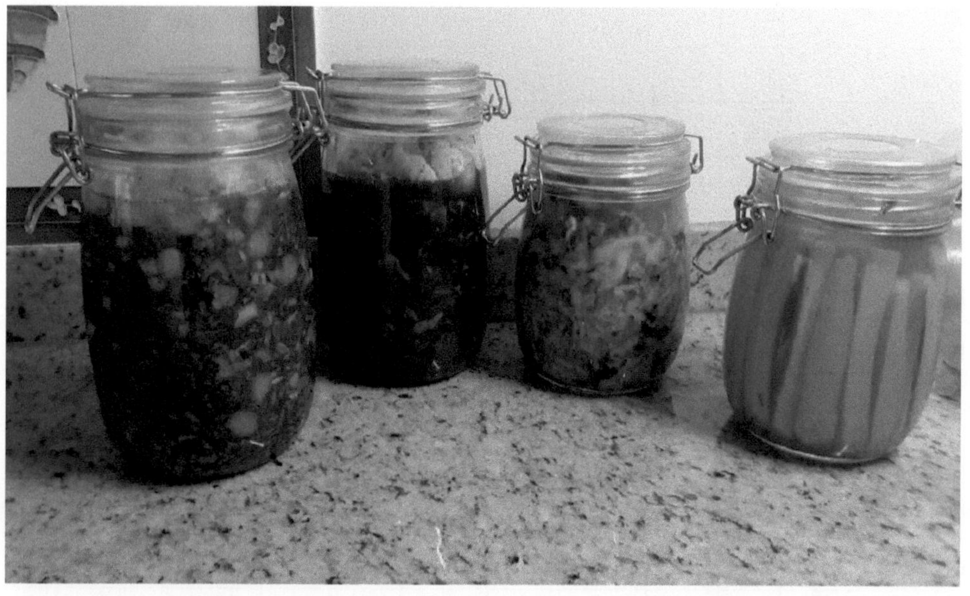

Mit eingelegtem milchsaurem Gemüse, Sauerkraut, Joghurt, Buttermilch, Kefir, Miso, Tempeh, Sojasoße usw. können Sie nicht nur Ihren Darm sanieren, sondern auch ihrem Körper auch Vitamin B12 zuführen.

Lebensmittel	**Selen** µg pro 100 g	**Zink** mg pro 100g	**Jod** µg pro 100g	**Quecksilber** µg pro 100g	**Kadmium** µg pro 100g	**Arsen** µg pro 100g	**Blei** µg pro 100g	**Nickel** µg pro 100g	**Vitamin** C mg pro 100g	**Vitamin** B 12 mg pro 100g	**Magnesium** mg pro 100g
Aal	31	0,47	4	17,8	0,39	78,2	1,36	9,8	2	1	21
Acerola Kirsche									1700		10
Algen			40000-2 Mio.								
Amaranth								160			
Ananas	1		1					16	19,5		17
Apfel	1	0,1	2	1	0,17	0,08		3	12		6
Apfelsaft			1			0,75	0,66	8,8			4
Apfelsine	1	0,11	2	1	0,19			4	47		14
Apfelsinensaft							1,28	1			
Aprikose	1	0,4			0,24	getr.1,8		17	10		10
Aubergine			1					11	5		11
Austern	27,8	85	58					73		14,5	20
Avocado			2						13		25
Austernseitling				0,66		3,54		23			
Banane	1,6	0,21		3				10	11,5		36
Birne	1	0,6	1	0,2	0,1	0,96		12	5		7
Bismarckhering	120	0,53									
Blauschimmelkäse	2	3	5	0,43		1,91	2,04			2	50
Bleichsellerie		0,1	1						7		12
Blumenkohl	1	0,26	0,64					19	71		17
Bohne	1	0,34	1		0,24	0,15	0,5	10	20		25

Lebensmittel	**Selen** µg pro 100 g	**Zink** mg pro 100g	**Jod** µg pro 100g	**Quecksilber** µg pro 100g	**Kadmium** µg pro 100g	**Arsen** µg pro 100g	**Blei** µg pro 100g	**Nickel** µg pro 100g	**Vitamin C** mg pro 100g	**Vitamin B 12** mg pro 100g	**Magnesium** mg pro 100g
Bohnen (weiß)	14	2,64	0,6					280	2		140
Brasse	67		60	43,4				17			60
Brokkoli	1	0,61	15		0,54	1,59	1,08	18	115		24
Buchweizen		2,5	2,5					208			85
Bückling	140		72					170		10	32
Butter	1	0,23	3					10	0,2		3
Buttermilch	1,2	0,37	2							0,2	14,5
Buttermakrele				59,3							
Camembert	3		63		0,51	1,11	4,29			3,1	17
Cashewnuss		2,09	10		0,15	0,04	0,6	500			270
Champignon (Dose)	7		18	0,9	0,47	1,09	1,14	33	2		15
Chester (50% F. i. Tr.)	11							1			
Chinakohl			0,3					3,7	26		11
Creme fraiche	1		8							0,4	
Currypulver					12,19	5,12	31,6				
Dorschleber (in Öl)					3,84	302	2,23				
Edamer	4		5					89		2,1	
Ei, 1 mittelgroß, roh	5,85	0,78	5,59					9,1		1,86	
Eisbergsalat			2		1,12	2,7	1,28		3		
Emmentaler (45%)	11	4,63	33					20		2,2	35

Lebensmittel	**Selen** µg pro 100 g	**Zink** mg pro 100g	**Jod** µg pro 100g	**Quecksilber** µg pro 100g	**Kadmium** µg pro 100g	**Arsen** µg pro 100g	**Blei** µg pro 100g	**Nickel** µg pro 100g	**Vitamin** C mg pro 100g	**Vitamin** B 12 mg pro 100g	**Magnesium** mg pro 100g
Erbse	1	2	14			2		16	25		116
Erdbeere	1,34	0,27	1			1,38	1,34	6	63,5		15
Erdnuss	2	3,07	ger. 14		8,72	2,28	3,7	160			163
Feldsalat		0,44	25			3,49	4,76		35		13
Forelle	25		ger. 110	5,1	0,42	61,6	2,19	1,7		4,5	26,5
Flunder	46			13,3				3			21
Flussaal	31			37,3				3			
Gans	23	1,3	4						3	0,34	23
Garnele	63		130					3			67
Gerste (Korn)	7		7					27			114
Gouda (45%)	5	3,9	4					89		2	28
Grapefruit	1		1,3					10	44		10
Grünkohl	2	0,33	12					30	105		31
Gurke	1	0,21	1,9		0,13	0,73	0,52	3,8	8		8
Hafer (volles Korn)	10	4,06						210			129
Haferflocken	10	4,6	6								140
Hagebutte	1		1					40	1250		100
Hähnchen	14,2	1	4	0,33	0,32	1,16		3,6	2,7	0,4	20
Hecht	18,1	0,67						13	1	2	26,5
Hefeweizenbier (hell)					0,02	0,02	0,08				10

Lebensmittel	**Selen** µg pro 100 g	**Zink** mg pro 100g	**Jod** µg pro 100g	**Quecksilber** µg pro 100g	**Kadmium** µg pro 100g	**Arsen** µg pro 100g	**Blei** µg pro 100g	**Nickel** µg pro 100g	**Vitamin C** mg pro 100g	**Vitamin B 12** mg pro 100g	**Magnesium** mg pro 100g
Heidelbeere		0,11	1,2					7			2,4
Heilbutt			20	28,8	0,26	483	2,05			1	35
Hering	55	0,58	52	7		127		7		8	1
Himbeeren								30	25		30
Hirse	1,57	3,4	3					150			170
Honig		0,35	0,5	0,2	0,03	0,02	1,9	6	2,4		3
Hummer		1,6	100					66	1		24
Joghurt (3,5%)	2		4					1	1	0,1	12
Johannisbeere (schw.)	2		1					10	189		17
Kabeljau (Dorsch)	27		155	7,6				4,1	2		25
Kaffee (geröstet)	4,9		3,3					77			6
Kakaomasse mit Lecithin					13,2		41,7				
Kakaopulver schw. entölt		5,7	16		19,45	5,81	11,7	1230			410
Kakifrucht					0,02	0,25	0,2				9
Kalbsleber	30	8,4	8		2,5	1,63	3,74	6,4	35	60	20
Kalbsleberwurst			6,3						20	8	10
Kalbsniere	40	1,8	4,2		15,07		9,02		13		18
Karpfen		0,9	1,7			4,58		24	1	1,9	51
Kartoffel	2	0,35	2	0,18	2,1	0,79	0,72	6	17		20
Kefir			8						1	0,5	13
Kirsche (süß)	1	0,07	1					60	15		11

Lebensmittel	**Selen** µg pro 100 g	**Zink** mg pro 100g	**Jod** µg pro 100g	**Quecksilber** µg pro 100g	**Kadmium** µg pro 100g	**Arsen** µg pro 100g	**Blei** µg pro 100g	**Nickel** µg pro 100g	**Vitamin C** mg pro 100g	**Vitamin B 12** mg pro 100g	**Magnesium** mg pro 100g
Kiwi			80						71		24
Knäckebrot		3,1	6,1								68
Knoblauch	5,7		2,7					10	14		25
Kohlrabi									63		43
Kokosnuss	801	1,5	1,2		2,52	1,3	1,88		2		39
Kopfsalat	0,4		3		2,63	0,85	1,89	5,4	13		8,5
Kuhmilch	9		6					1	1,7	1,48	12
Lachs	26	0,8	34	2,96	0,29	72,9	1,32	2	1	2,9	29
Leber, Huhn	65								28	20,7	13
Leinsamen		5,5	10		23,3	3,34	6,33	190			350
Linsen (getrocknet)	10	3,4	0,7					310	2		129
Macademia-Nuss							0,6				125
Mais (Korn)	16	2,5	2,6					120			120
Makrele	39			6,7							30
Mandarine	2		0,8					3	30		11
Mandel	2	2,7	2		1,98	3,43	2,36	130	4		170
Mango	0,6	0,2	1,6						38		18
Mangold			1						39		70
Marone					174		7,8				36
Marzipan-Rohmasse			0,8						2		120
Meerrettich			1					30	114		32

Lebensmittel	**Selen** µg pro 100 g	**Zink** mg pro 100g	**Jod** µg pro 100g	**Quecksilber** µg pro 100g	**Kadmium** µg pro 100g	**Arsen** µg pro 100g	**Blei** µg pro 100g	**Nickel** µg pro 100g	**Vitamin C** mg pro 100g	**Vitamin B 12** mg pro 100g	**Magnesium** mg pro 100g
Melone									18		13
Mettwurst			6						20		27
Miesmuschel	48	2,7	130	5,8	20			60-150	3,2	8	36
Milchschokolade	3		1,1					150			86
Möhrensaft									8,59		18
Mohn			10		51	3,65	4,12				330
Mohrrübe	1		4	0,29	1,85	0,81	1,64		7		17,1
Muskatnuss					6,8	0,56	11,3				180
Nordseekrabbe	63,2		130	7,07	2,33	323	1,79		2	1,56	65
Papaya											40
Paprika									139,5		12
Paprikapulver					27,8	8,73	35,9				
Paranuss	100	4	0,05						2		160
Pekannuss	3		5					1500	2		140
Petersilie (Blatt)	1,4							55	111		41
Pfifferling								10	6		14
Pflaume	1		1					17	5		10
Pistazie	6,4		5		1,31	1	0,4	80	7		158
Porree	0,76		1,3		2	1,2			28		18
Preiselbeere			5					5	12		5,6
Pute			10	0,34	0,41	1,48	1,23			0,5	22

Lebensmittel	**Selen** µg pro 100 g	**Zink** mg pro 100g	**Jod** µg pro 100g	**Quecksilber** µg pro 100g	**Kadmium** µg pro 100g	**Arsen** µg pro 100g	**Blei** µg pro 100g	**Nickel** µg pro 100g	**Vitamin** C mg pro 100g	**Vitamin** B 12 mg pro 100g	**Magnesium** mg pro 100g
Radieschen	2		8		0,57	0,47	1,1	8	28		8
Reis, poliert				0,59	1,73	15,1	2,52	10			64
Reis, natur	11	1,52	2								
Rettich	1,9		8		0,83	0,21	0,8	4,7	29		15
Römischer Salat					1,87	0,34	0,7		24		11
Rhabarber			1					10	10		13
Rindfleisch	35	4,41	6,06	0,3	0,13	0,2		5,8		2	20
Rinderleber					5,34			19-480	30	61	17
Rinder-Niere					31	2,18			12	33,4	20
Roggenbrot	3	1,24	9					26			40
Roggen-Körner				0,1	0,53	0,27	3,1	20-270			120
Rosenkohl			1						112		22
Rotbarsch	44			24,1						3,9	29
Rote Beete	1							11	10		25
Rotkohl	1						1,38	8,4	50		18
Salami			7						20	1,4	43
Sanddornbeeren									450		30
Sardine	60		Öl 25					21	1	0,1	25
Sauerkraut									20		14
Schafskäse										1,5	20
Schillerlocke			122	51,5						0,5	28

Lebensmittel	**Selen** µg pro 100 g	**Zink** mg pro 100g	**Jod** µg pro 100g	**Quecksilber** µg pro 100g	**Kadmium** µg pro 100g	**Arsen** µg pro 100g	**Blei** µg pro 100g	**Nickel** µg pro 100g	Vitamin C mg pro 100g	**Vitamin** B 12 mg pro 100g	Magnesium mg pro 100g
Schinken (luftgetr.)				0,1	0,62	0,24	0,5			gek.0,3	
Schlagsahne 30% F.									1	0,4	10
Schokolade			5	0,91	19,45	3,96	9,25				86
Schokolade (milchfrei)								374			175
Schweinekotelett	20-30	4,1	3					2		2,4	24
Schweineleber	58	6,34	14		3,38	1,14	1,4		24	39	21
Schweineniere			4,5		17		1,41	bis 27	16	15,3	16
Schwertfisch			50	89,5			2,42			0,6	20
Seelachs	30		200	12,2					1	3,5	50
Shiitake-Pilz (getr.)				2,62	**82,3**	33,2	15,9				
Shrimp				1,23	1,24	38,3	1,79		1		50
Sojabohne	19		6,3					700	29		247
Sojamehl (Vollfett)			0,8					410			250
Sonnenblumenkerne		5,1	14		39	1,8	2,95				420
Speisequark 20 %			4					1	0,6	0,84	11
Speisequark 40 %			3,7					15	0,5	0,7	10
Spinat	1	3,3	12	0,25	10,06	1,54	6,86		51,5		58
Spirulina	0,13	3,3	Spuren	< 0,001	< 0,02	< 0,01	< 0,03			0,04	438
Spitzkohl					0,5	0,1	1,1				9
Stachelbeeren			1						35		15
Steckmuschel								50-150		144	41

Lebensmittel	Selen µg pro 100 g	Zink mg pro 100g	Jod µg pro 100g	Quecksilber µg pro 100g	Kadmium µg pro 100g	Arsen µg pro 100g	Blei µg pro 100g	Nickel µg pro 100g	Vitamin C mg pro 100g	Vitamin B 12 mg pro 100g	Magnesium mg pro 100g
Steinpilz			10					10	3		12
Tee (schwarz)	5		11					650			3
Thunfisch			Öl 72	33,7	1,19	48,5	1,49		in Öl 1	4,3	20
Tintenfisch	65		20	9,97	18		5,95		1	2,5	30
Tomate	1		0,5		0,46	0,75	1,39	5,8	25		14
Tomatensaft					1,13			5,9	15		9,5
Vollbier (hell)	bis 19		1				0,02	Spuren		0,1	9
Vollmilch			5						1,7	0,42	12
Walnuss	6		3			2,98	3,08	132	3		129
Weintrauben	2	0,06	1		1,18	2,12	9,9	8	4		9
Weißkohl	3	0,2	1,9					10	47		23
Weißwein		0,23	10					6,7			9
Weizenkleie	60-130	13,3	2,4					87			590
Weizenkörner	2	2,6	0,6	0,33	3,88	2,09	185	13			97
Wild	0,5	Reh 5,2	Reh 5,4	2	0,5	2	2	3,9		1	20
Wildschwein		2,3		0,2	0,38	1,25	1	10		5	22
Wirsingkohl	1	0,23			0,49		2,7	5	49,5		12
Zitrone								16	53		150
Zucchini	1	0,26	2						17		20
Zuchtchampignon				0,22	0,92	1,03	1,4		2,1		13
Zwiebel				0,23		1,11	0,77	7,1	7,1		11

www.eucell.de/index.php?id=3053

Hoffmann, Peter (Hrsg.): Positivlisten Lebensmittel, Frankfurt 1995

Die große GU-Nährwert-Tabelle

www.nickelfrei.de/wissenswertes/lebensmittelallergie/singleview/article/nickel-in-lebensmitteln-was-steckt-drin.html

www.rohkostwiki.de/wiki/Zink-Gehalt_von_Lebensmitteln www.nickelfrei.de/no_cache/nickel-lexikon.html

https://www.laves.niedersachsen.de/lebensmittel/rueckstaende_verunreinigungen/nitrat-in-lebensmitteln-147641.html

Prioritäten setzen: schadstoffbelastet aber vitaminreich essen

Ja, Sie haben richtig gelesen. Mitunter ist ein Lebensmittel mit Schadstoffen belastet, enthält aber extrem hohe Mengen eines Vitamins, das Sie dringend benötigen. Sie können nun das bestimmte Vitamin als Tablette oder Kapsel einnehmen oder im Essen. Ich mache das am Beispiel Sonnenblumenkernen deutlich. Also lernen Sie besser aus meinem Fehler.

Erfahrungsbericht: Da ich einen deutlichen Mangel an Vitamin B1 (Thiamin) aufweise, nahm ich bereits nach dem ersten Bioscan-Test einen Vitamin-B-Komplex und schaute nach, in welchen Lebensmitteln dieses wasserlösliche, für das Nervensystem und die Energiegewinnung wichtige Vitamin enthalten ist. Und zwar in Sonnenblumenkernen, Vollkornprodukten, Hülsenfrüchten, Kakaopulver und Schweinefleisch. Die Sonnenblumenkerne hatte ich aber wegen des hohen Kadmiumgehalts von 39 µg pro 100 g (Arsen 1,8, Blei 2,95) aus dem Müsli verbannt. Als ich dann aber immer kribbeliger und ungeduldiger wurde, bestellte ich beim Apotheker Vitamin B1 und nahm mir die Thiamin-Liste noch einmal genauer vor. Dabei entdeckte ich, dass 100 g Sonnenblumenkerne mit Abstand den höchsten und mit 190 mg einen fast doppelt so hohen Vitamin-B1-Gehalt hat wie die bestellten Tabletten. Sie können sich denken, wo nun, da ich sowieso keine Kadmium-, Arsen- und Bleibelastung aufweise, meine Prioritäten liegen. Ich habe am Abend gleich ½ Tasse voll Sonnenblumenkerne eingeweicht; aber erst einmal 10 Minuten lang in einem Natron-Apfelessig-Gemisch (1

TL Natron, 1 EL Essig auf 1 Marmeladenglas Wasser) entgiftet. Die Hälfte der Sonnenblumenkerne kommt ins morgendliche Müsli, die andere lasse ich noch 1-2 Tage sprießen, denn der Körper kann vom Keimling die Vitalstoffe besser aufnehmen und verwerten.

Ich werde nun so lange Vitamin-B1-Tbl./Kapseln oder mehr Sonnenblumenkerne konsumierenen bis der Thiamin-Gehalt wieder im Normbereich ist. Aber denken Sie daran, Sonnenblumenöl wegen des denkbar schlechtesten Omega-3- zu Omega-6-Verhältnisses nicht zu verwenden. Ja, es ist schwer, in dem ernährungstechnischen Dschungel den Durchblick zu bewahren. Vor allem, weil wir unseren überlieferten Kenntnisstand durch neue Verfahren und Erkenntnisse immer wieder korrigieren müssen.

Hier eine exzellente, Vitamin B1 betreffende Webseite:

https://utopia.de/ratgeber/vitamin-b1-thiamin-aneurin/

Übrigens, ganzheitlich orientierte Mediziner behandeln mit den Vitaminen B1 und B6 psychische Erkrankungen. Angelika Pape stellte fest, dass viele Leute, die an Depression leiden, Vitamin-B-Mangel aufweisen. Das Problem ist, dass Ärzte kaum ernährungswissenschaftlich ausgebildet sind und diese Werte generell nicht überprüfen, sondern ihren Patienten sinnlos Antidepressiva verschreiben und sich dann wundern, wenn diese nicht helfen.

Sollten Sie an Darmerkrankungen, wie Zöliakie (Glutenunverträglichkeit) oder chronischer Entzündung des Verdauungstrakts (Morbus Crohn), Leberkrankheiten und anderen Stoffwechselstörungen leiden, müssen Sie mit einem Thiamin-Mangel rechnen. Ebenso, wenn Sie Zucker oder Alkohol konsumieren und Stress oder einen hohen Energieverbrauch haben, also stark körperlich und geistig belastet sind.

Auch wenn Sie in den meisten Ratgebern lesen, dass ein Mangel an Vitamin B1 selten ist, weil es in vielen Lebensmitteln vorkommt, ist zu bedenken, dass die meisten davon erhitzt werden: Vollkornprodukte, Hülsenfrüchte, Champignons und Butterpilze, Bratkartoffeln, frische Erbsen und einige weitere Gemüsesorten, bestimmte Fleisch- und Fischsorten, Apfelsinen, Avocado, getrocknete Bananen sowie Nüsse und Kakaopulver. Das Problem ist, dass Thiamin – übrigens auch die Pantothensäure (Vitamin B5) – stark hitzeempfindlich ist. Und, da diese Vitamine wasserlöslich sind, gehen beim

Kochen einige davon ins Kochwasser über. Auch die übrigen B-Vitamine inklusive Folsäure sind ziemlich hitzeempfindlich. Und selbst durch nicht fachgerechte Lagerung reduzieren sie sich. Folsäure und Riboflavin sind darüber hinaus auch noch lichtempfindlich.

Es würde den Umfang dieser Arbeit sprengen, wenn ich auf jeden einzelnen Mikronährstoff, der Ihnen fehlen könnte, derart ausführlich einginge bzw. auf alle weiteren der mehr als 200 Parameter, über die der Bioscan Auskunft gibt. Ich rate Ihnen aber, dass Sie sich selbst eingehend in entsprechenden Büchern oder im Netz informieren, damit Sie Vitalstoff-Defizite durch unsachgemäße Verarbeitung oder Lagerung vermeiden und gezielt Ihre Vitalstoff-Speicher füllen können.

Und damit Sie nicht auf nährstoffreiche Lebensmittel verzichten müssen, wenn sie auch gesundheitsgefährdende Stoffe enthalten, können Sie sich im folgenden Kapitel über das perfekte Entgiften informieren. Wie Sie Ihren Körper reinigen, ist Ihnen überlassen. Aber, da wir nicht mehr wie früher regelmäßig fasten, ist es für unsre Gesunderhaltung notwendig, wenn wir 2-mal noch besser 4-mal jährlich eine Entsäuerung durchführen.

Entzündungsfördernde und -hemmende Ernährung und Lebensweise

Wenn Sie an chronischen Entzündungen leiden oder diesen vorbeugen und all Ihre körperlichen Prozesse erhalten wollen, ist eine überwiegend basische Ernährungsweise, wie etwa die mediterrane Ernährung unabdingbar. Dazu gehört, dass Sie auf Molkereiprodukte, insbesondere auf unvergorene Kuhmilch besser ganz verzichten. Ebenso auf Massentier-Fleischprodukte. Vor allem Schweinefleisch und fette Würste führen zu Entzündungen und sollten nur äußerst sparsam verzehrt oder ganz vom Speiseplan verschwinden. Auch ist es essenziell, dass Sie Ihren Körper mit antioxidativen Vitalstoffen versorgen, vor allem mit den Vitaminen A, C und E sowie Kupfer, Selen, Zink und Omega-3-Fettsäuren.

Da viele Entzündungen im Mund beginnen, können Sie mit morgendlichem Ölziehen rasch Abhilfe schaffen. Aber es soll laut dem Entdecker des Verfahrens, dem russischen Arzt Dr. F. Karach nicht nur bei Zahnfleischentzündungen, Zahn- und Kopfschmerzen helfen, sondern auch bei Thrombose,

Erkrankungen des Blutes, der Haut, des Magen-Darm-Trakts, des Herzens, der Leber und Nieren sowie Frauenleiden und anderen Gesundheitsproblemen. Siehe Seite 122 ff.

Auch wenn Sie zu viel sitzen oder Stress und anderen Umweltfaktoren ausgesetzt sind, kann es Entzündungen begünstigen. Doch vor allem führt eine schlechte Ernährung mit industriell gefertigten Weißmehlprodukten, zuckerhaltigen Softdrinks, Gepökeltem und Frittiertem dazu, dass körperfremde Stoffe in unseren Organismus gelangen und unser Immunsystem aktivieren. Wenn Sie dazu noch stark rauchen und viel Alkohol konsumieren, können sich molekulare Veränderungen so häufen, dass Tumore entstehen. Verliert das Immunsystem an Kraft und kann seine Aufgaben nicht mehr vollständig erfüllen, können Entzündungen nicht mehr ganz abklingen. Dann kommt es zur Entwicklung einer chronischen Entzündung. Deshalb ist es wichtig, das Immunsystem zu stärken, und zwar zuerst durch die Umstellung der Ernährung und Trinkgewohnheiten in Richtung Basenüberschuss. Besonders basisch sind neben der Spirulinaalge grüne Blattgemüse, wie Spinat, Rucola, Mangold und Grünkohl. Heidelbeeren, Kirschen, Pilze, Papaya, Ananas und Zitrusfrüchte haben auch ein hohes antioxidatives Potenzial und helfen, Entzündungen zu bekämpfen. In fetten Fischen, wie Lachs, Hering und Makrele befinden sich entzündungshemmende Omega-3-Fettsäuren. Leinsamen enthält ebenfalls Omega-3-Fettsäuren, wie auch Lein- und Rapsöl. Siehe hierzu Seite 89 ff.

Entzündungshemmend sind auch bestimmte bioaktive Substanzen. Zu diesen sekundären Pflanzenstoffen gehören u. a. die Flavonoide - z. B. das ballaststoffreiche Weiße in Paprika und unter Orangenschalen - und die Anthocyane in allen roten, violetten und schwarzen Früchten und Gemüsesorten. Auch das Phycocyanin und die Sulfide in Spirulina wirken entzündungshemmend. Sulfide finden Sie ebenso in Knoblauch, Zwiebeln und Lauch. Ferner wirken einzelne Substanzen anti-inflammatorisch, wie das Resveratrol in Weintrauben, Capsaicin in Paprika, Bromelain in Ananas oder Quercetin in Trauben; ferner in Rotwein, grünem Tee, Brokkoli, Blattgemüse, Paprika, roten Zwiebeln, Äpfeln sowie in Apfel- und Traubensaft.

Besonders entzündungsfördernde Nahrungsmittel sind stark verarbeitete Fleisch- und Wurstwaren. Sie enthalten die inflammationsfördernden AGEs (Advanced Glycation Endproducts). Dabei handelt es sich um Proteine oder Lipide, die durch die Einwirkung von Zucker glykiert werden. Sie können ein Faktor beim Altern und bei der Entwicklung oder Verschlechterung vieler degenerativer Erkrankungen wie Diabetes, Arteriosklerose, chronische Nierenerkrankung und Alzheimer sein und auch die Entstehung von Darmkrebs fördern. Entzündungsfördernd sind auch Haushaltszucker, Weißmehl, künstliche Transfette, die in fast allen Fertiggerichten stecken, sowie ein hoher Alkoholkonsum. Der Herzchirurg und Transplantations-Forscher Steven R. Gundry macht allerdings Pflanzengifte, wie die Lektine, für chronische Darmbeschwerden verantwortlich. Das sind Eiweiße, mit denen Pflanzen ihren Fressfeinden das Leben erschweren. Mit diesen Pflanzenschutzstoffen verteidigt eine Pflanze Ihren Nachwuchs bzw. den Samen gegenüber Tieren.

Für Gundry sind die in den meisten Nahrungsmitteln steckenden Lektine ein größeres Übel als das gefürchtete Klebereiweiß Gluten. Gehäuft in Getreide (besonders in Weizen, Vollkornreis und Quinoa), Hülsenfrüchten (besonders in Soja- und braunen Kidneybohnen) und Nachtschattengewächsen vorkommend, könnten sie vor allem die Wände des Dünndarms zerstören und damit die Absorptionsfähigkeit für andere Nährstoffe beeinträchtigen. Auch träten Lektine über diesen Weg in den Blutkreislauf ein, um die Blutkörperchen zu verkleben. Der Körper versuche, sich zu wehren, indem er die Lektine angreife und mit ihnen auch gesundes Gewebe und Organe. So könne es zu Autoimmunkrankheiten kommen, wie Arthritis, Fibromyalgie, MS, Reizmagen oder Schilddrüsenleiden.

Der Arzt und Forscher empfiehlt, saisonales Gemüse und Obst zu schälen und die Kerne oder Samen zu entfernen bzw. sogenannte Gemüsesorten mit Samen, wie Gurken, Kürbis, Tomaten oder grüne Bohnen ganz vom Speiseplan zu streichen. Auch regt er an, geschälten, also weißen Reis zu essen. Denn die meisten Lektine sitzen konzentriert in den Häutchen. Er rät deshalb auch, am besten alles zu vergessen, von dem wir dachten, dass es wahr ist. Vielleicht wissen Sie ja bereits, dass solch kulinarischen Favoriten, wie Tomaten, Kartoffeln, Paprika und Auberginen durch das Alkaloid Solanin hochgradig entzündungsfördernd sind. Aber hätten Sie gedacht, dass die Goji-Beeren auch zu den Nachtschattengewächsen gehören oder die gar so wertvollen Inhaltsstoffe des Vollkorns ein riesengroßer Irrglaube seien?

Gundry berichtet in seinem Buch von Forschern, die herausfanden, dass, wenn Käfer an einer Seite des Blattes einer Pflanze zu fressen beginnen, sich der Lektin-Gehalt auf der anderen Seite fast augenblicklich verdoppelt. Die Pflanze versucht damit, sich selbst zu schützen und den Fressfeind von weiterem Konsum abzubringen. Gundry geht daher davon aus, dass auch uns Lektine Schaden zufügen. Andere Gesundheitsexperten, wie etwa Dr. T. Colin Campbell, finden, dass es für dieses Konzept keine wissenschaftlich fundierten Belege gäbe. Campbell weist darauf hin, dass Hülsenfrüchte und Vollkorngetreide gesundheitliche Vorteile haben.

Wenn wir nach entzündungshemmenden Lebensmitteln im Internet forschen,

https://fet-ev.eu/entzuendungshemmende-ernaehrung

finden wir einige, die Gundry nicht empfiehlt, wie etwa Vollkornprodukte, Rapsöl oder Sonnenblumenkerne. Obwohl bei letzteren Ballaststoffe, Magnesium, Vitamin E und Zink als entzündungshemmend hervorgehoben sind, sei der extrem hohe Gehalt an Omega-6-Fettsäuren entzündungsfördernd und wir sollten daher Sonnenblumenkerne besser nur in kleinen Mengen verzehren. Die meisten Nüsse sind aber in der Gundry-Kost erlaubt, ebenso die meisten Käsesorten, auch fette.

Durch eigene Erfahrungen habe ich festgestellt, dass es mir ohne Hülsenfrüchte und Vollkornbrot besser geht. Daher rate ich jedem, auch wenn etwas als gesundheitsfördernd gilt, es nicht unreflektiert zu konsumieren. Es gibt auch viele dokumentierte gesunde Menschen, die sich von Weißbrot oder weißem Reis ernähren. In den mediterranen Ländern und in Japan, wo viele Methusalems leben, isst kaum jemand Vollkornbrot. Schon das beweist, dass das volle Korn für ein langes Leben nicht notwendig, womöglich sogar abträglich ist. Seinerzeit wollten uns ja auch gefälschte Studien die Cholesterin-Lüge weismachen. Dabei ist fettfrei essen mittlerweile nachweislich ungesund. Also essen Sie besser nach Gusto und Verträglichkeit.

III. SKALARWELLENTECHNIK – DURCHBRUCH IN DER MEDIZINISCHEN DIAGNOSTIK

Wir sind mehr als unser physischer Körper, den wir spüren. Der Quantenphysik zufolge besteht er aus Schwingungen bzw. Energie und ist mit dem gesamten Universum verbunden. Alles ist ein Netzwerk aus miteinander verflochtenen und interagierender Schwingungsmuster. Unser materieller Körper ist quasi die Hardware und unser Energiekörper die Software.

Unser physischer Körper funktioniert durch die Schwingungen der Energie und, wird der Fluss dieser Energie in irgendeinem Körperteil gestört, wird das gesundheitliche Gleichgewicht unterbrochen und es treten Störungen auf, die sich zu Krankheiten entwickeln.

Im Körper kommunizieren Millionen von Nervenzellen untereinander und mit dem Gehirn. Diese Zell-Kommunikation erfolgt durch elektrische Signale bzw. elektromagnetische Signale bestimmter Wellenlängen, Skalarwellen genannt. Diese werden schon lange außen am Körper gemessen. Jeder kennt das EKG und auch vielen Patienten ist das EEG bekannt.

Die Bioresonanz-Geräte ermöglichen die Übermittlung eines zusammenfassenden Berichts an den Patienten mit allen erkannten Abweichungen von der Norm und Vorschlägen zur Verbesserung des Gesundheitszustands.

Die Biophysik zeigt auf, dass jede Materie ihre eigene Schwingungsfrequenz hat, die durch eine Vielzahl von Faktoren verändert und beeinflusst werden kann, darunter Emotionen, Gedanken, Neurotransmissionen, Viren, Bakterien, Geräusche, Elektrosmog, zelluläre Nährstoffe, Farben usw.

Die von dem NASA-Forscher Professor Dr. William Nelson entwickelte Quantentherapie baut auf dem Konzept des "Energiefelds" auf, das durch die Arbeit von Albert Einstein (Nobelpreis 1921), Willem Einthoven (Nobelpreis 1924) Albert Szent-Gyorgyi (Nobelpreis 1937) und anderen entwickelt wurde.

https://www.wellness-trust.com/scio/biofeedback-bioresonanz-technologie/biographie-von-prof-w-nelson

Von diesem Mann können wir uns alle eine Scheibe abschneiden, und ich stelle den obigen Link immer wieder ein, wenn ich die offensichtlich von der Pharma-Industrie bezahlten Internet-Provokateure auf Videos hetzen sehe. Fast jedes Jahr wird Nelson für den Nobelpreis nominiert, aber wir wissen ja, wer dahintersteckt, dass er ihn nicht bekommt. Das war bei Dr. Johanna Budwig genauso, die eine rund 90-prozentige Krebsheilungsrate mit ihrer Diät hatte. Bill Clinton hat ihr auch vertraut und lebt noch. Doch, das, was Wikipedia über die Pharmazeutin und Biochemikerin schreibt bzw. verschweigt, z. B. die mehrfache Medizin-Nobelpreis-Nominierung und dass sie auch in Physik und Chemie promoviert hatte, zeigt doch, wie wir indoktriniert werden.

Prof. Dr.-Ing. Meyls Skalarwellentechnologie

Dem Elektroniker und Energietechniker ist es gelungen, die Skalarwellen-Übertragung nach einem Patent von Nikola Tesla nachzubauen und für heutige Anwendungen weiterzuentwickeln. Auch hat er neben zahlreichen anderen Büchern zwei über Skalarwellen-Medizin geschrieben. Sein Skalarwellen-Gerät ist international bei Ärzten und Heilpraktikern erfolgreich im Einsatz. Ärzte berichten, dass Krebskranke geheilt wurden und Patienten nach wenigen Skalarwellen-Behandlungen vom Rollstuhl aufstehen konnten. Meyl selbst organisiert und moderiert jährlich stattfindende Expertentreffen zur Skalarwellen-Medizin, wo Ärzte und Therapeuten über ihre Erfahrungen mit der Anwendung des Skalarwellen-Geräts berichten.

Meyl befasste sich zusammen mit einem befreundeten Arzt mit dem Nachweis der ”Medikamenten-Fernübertragung per Skalarwelle”.

Auszug aus borderland. de*: „Das Experiment mit Hefezellen gelang, die damit verbundene Hoffnung: 'Die Möglichkeit der chemiefreien Wirkungsübertragung eines Medikaments eröffnet neue therapeutische Perspektiven, besonders im Hinblick auf die Vermeidung unerwünschter Arzneiwirkungen.' Mit anderen Worten: übertragen auf den Patienten wirkt dann die Information eines Medikaments, nicht das Medikament selbst. Solche Experimente machten bereits Roland Plocher und Werner Kroh, doch sie waren damit ihrer Zeit voraus und spürten Gegenwind aus der Medizin.“*

www.borderlands.de/net_pdf/NET0115S57-58.pdf

Meyl erarbeitete eine einheitliche Feldtheorie, aus der sich alle bekannten Wechselwirkungen ableiten lassen. Er betrachtet die Potenzialwirbel als neu entdeckte Wesensmerkmale des elektrischen Feldes, die das physikalische Weltbild fundamental verändern!

Zugvögel legen riesige Strecken zurück, ohne dabei entsprechend der aufgewendeten Energie an Gewicht zu verlieren. Sie verstoßen also gegen den Energieerhaltungssatz, ebenso wie Fische, die ständig gegen die Strömung schwimmen. Auch bei der Photosynthese, für die bis heute noch kein technischer Nachbau gelungen ist, deutet alles darauf hin, dass hier die Energie aus der Umgebung abgezogen wird, z. B. aus der überall vorhandenen und alles durchdringenden Neutrino-Strahlung (von Buttlar 2000).

Auch Viktor Schauberger und andere geniale Erfinder waren mit den von ihnen im Einklang mit den Naturgesetzen entwickelten Verfahren und Geräten zeit ihres Lebens gegen den Strom geschwommen. Es steht zu hoffen, dass die etablierte Physik einem Wandel in eine heilsamere Ära der Energiewirtschaft nicht länger im Wege steht: einer Ära ohne Kernkraft, ohne Kohle und ohne Verbrennung anderer für die Erde essenzieller Ressourcen.

Aber zurück zu Meyl: Aus der geschlossenen Feldtheorie sollen sich alle bekannten Wechselwirkungen ableiten lassen. Statt der gewöhnlich angewendeten Maxwell-Gleichungen wählt er als Konzept die Urform des von Faraday entdeckten Induktionsgesetzes zur Unipolar-Induktion und zeigt, dass Wirbel des elektrischen Feldes in diesem physikalischen Gesetz enthalten bzw. daraus herzuleiten sind. Potenzialwirbel breiten sich im Raum als Skalarwelle aus. Diese longitudinale elektromagnetische Welle hatte Nikola Tesla bereits vor 100 Jahren nachgewiesen. Ihre Eigenschaften kann jeder selbst an einem historischen Nachbau studieren. Mit dem entdeckten magnetischen Monopol, also des gedachten Magnets, der nur einen Pol hat (Nord- oder Südpol), unter anderem durch die Helmholtz-Gemeinschaft Deutscher Forschungszentren (science 10/2009), konnte der von Meyl gewählte Ansatz zu internationaler Anerkennung gelangen.

Die Feldtheorie nach Meyl ermögliche eine Neuinterpretation mehrerer Grundphänomene von Elektrotechnik und Atomphysik und führe zu schlüssigen Deutungen mehrerer physikalischer Experimente, die im Rahmen der bisherigen Theorie nicht erklärbar waren. Zum Beispiel lasse sich die Quanteneigenschaften von Elementarteilchen bei der Wirbelinterpretation exakt berechnen und erkläre viele Neutrino-Experimente, wenn man Neutrinos nicht als Teilchen, sondern als Wirbelfelder auffasst. Danach wäre in Form von Neutrino-Power sogar eine energietechnische Nutzung vorstellbar. Die „dielektrischen Verluste eines Kondensators" erwiesen sich als Wirbelverluste, und betreffend der Umweltverträglichkeit ergäben sich aus der korrigierten Theorie neue wesentliche Aspekte zum Thema Elektro-Smog.

Bei diesem auf einer Erweiterung der Maxwellschen Theorie beruhenden Konzept behalten alle klassischen physikalischen Gesetze weiterhin ihre Gültigkeit. Aus dem erweiterten Blickwinkel der Potenzialwirbel objektiviert sich das physikalische Weltbild, sodass sich gleichberechtigt neben die Einsteinsche Relativitätstheorie die Objektivitätstheorie nach Meyl schiebt, die zusätzlich zu den Wechselwirkungen auch erklärt, was Temperatur ist, wozu bisherige Theorien nicht in der Lage sind. Die Feldtheorie ist in von mehreren anderen Experten überprüften Artikeln in Fachzeitschriften veröffentlicht worden.
www.k-meyl.de

Vor ein paar Monaten schickte ich dem mit mir in permanentem E-Mail-Kontakt stehenden Erfinder Hans Würtz das Meyl-Buch über die Skalarwellen-Medizin. Der Dipl.-Ing. stellte vor Kurzem in raum&zeit Nr. 219 die „Physik der Torsionsfelder" vor. In diesem Text erbringt Würtz den experimentellen Nachweis einer bislang unerkannt gebliebenen Kraft, die er mit den Torsionsfeldern identifiziert. Der vorgestellte Torsionsfeldmotor kann mit wenig Aufwand nachgebaut und seine Funktionsfähigkeit überprüft werden.

Auf meine Frage, wie er Meyls Arbeit beurteilt, schrieb Würtz, dass es in einem gut verständlichen Stil geschrieben sei. Doch da er nach seinen Therapievorstellungen noch keine Experimente gemacht hat, könne er seine Therapie noch nicht beurteilen. *„Prof. Dr. Meyl ist gewiss auf einem guten Wege. Er stellt die elektrischen Longitudinalwellen (Teslas Idee) und die magnetischen Longitudinalwellen (nach seinen Angaben seine Idee) heraus.*

Seine Mathematik ist m. E. nicht umfassend genug. Ich bin Anhänger der Torsionsfeld-Theorie nach Prof. Dr. Gratschow, Prof. Dr. Iwanenkow u. a.

Meine magnetischen Anwendungen arbeiten mit Torsion (Elektronenspins). Der Magnetismus ist nicht das Entscheidende, sondern der Drehsinn der Elektronenspins. Diese Spins greifen direkt positiv als auch negativ in die Zellfunktion ein. Sehr gute Erfahrung machte ich mit der POLABHÄNGIGEN MAGNETTHERAPIE nach Dr. William H. Philpott; aber auch mit dem MAGNETISCHEN PULSEN nach Dr. Robert C. Beck."

Mit Elektronenspins hat sich auch schon der Wasserforscher Johann Tikale befasst, dessen Arbeit ich im Buch „Wunderwesen Wasser" ausgiebig behandelt habe (2002). Tikale nannte das, was er am Ende der Wirbelsäulenregeneration messen konnte, *Drehimpuls.* Bei manchen Teilnehmern dauerte es viele Monate lang, bis sie den Drehimpuls und damit eine Grundreinigung des Körpers erreichten. Ich konnte dadurch seinerzeit meinen Heuschnupfen loswerden. Leider kam dann Tschernobyl und das wochenlange Sitzen vor den beiden Apparaten (abwechselnd im Zimmer mit den positiven und im anderen mit den negativen Frequenzen) und am Ende „der gute Lupf" (eine Art chiropraktische Manipulation) waren quasi umsonst. Allerdings lud mich meine Freundin Halima Neumann ein paar Jahre später zu einem Entsäuerungsseminar ein. Und siehe da, nach dem ersten Tag, an dem ich nur bis 11 Uhr sitzen musste, konnte Tikale schon wieder einen Drehimpuls messen und ich war *die Verstrahlung wieder los.*

Quantenmedizin mit Bioresonanz

Die Skalarwellen sind besonders in der Biologie wichtig, da die Kommunikation der Zellen untereinander durch diese magnetischen Wellen abläuft. Da eine Entzündung die Folge einer zu hochgefahrenen Zellkommunikation ist, wäre es dumm, sie mit Antibiotika zu bekämpfen.

Wie Sie im vorigen Kapitel lesen konnten, sind Prof. Meyls Skalarwellen-Geräte bereits in vielen Arztpraxen in Betrieb. Die magnetischen Wellen übertragen via Kugelelektroden den Informationsgehalt von Medikamenten, ohne die Zellen chemisch zu belasten. Diese Therapie ist wesentlich preiswerter als die Medikamente selbst und obendrein noch wirksamer.

Allerdings weiß die politisch einflussreiche deutsche *Big Pharma* Versuche mit diesen Apparaten zu verhindern. Doch der Nobelpreisträger Professor Luc Montagnier interessierte sich dafür und lud den Energietechniker im August 2013 nach Paris ein. Am 31. August 2013 hielt Meyl einen Vortrag zum Thema *About the Communication of Cancer Cells*. Es folgten mehrere Besuche in Montagniers Labor, wo sie gemeinsam die Übertragbarkeit von Informationen durch Skalarwellen nachweisen konnten. Tests zur Übertragung der Information von Krebszellen auf Wasser funktionierten: Krebszellen konnten gelöscht werden. Danach galt es, die Übertragbarkeit an austherapierten Krebspatienten zu erproben. Sie begannen mit einem an Prostatakrebs erkrankten jungen Mann, dem sie Blut abnahmen und per Skalarwellen die Information eines Giftmittels übertrugen, um den Krebs zu zerstören. Er und viele andere austherapierte Krebskranke seien nunmehr alle geheilt und auch die Metastasen verschwunden.

www.borderlands.de/net_pdf/NET0715S4-19.pdf

Auch wenn im Netz die Trolle der Pharma-Industrie gegen die Skalarwellenanalyse- und therapie zu Felde ziehen, in diesem Buch werden Sie genügend Beweise dafür finden, dass es sich keinesfalls um Humbug oder Abzocke handelt. Wie bei Elektroenzephalogramm (EEG), Elektrokardiogramm (EKG) oder Elektromyogramm (EMG), die die elektrische Aufzeichnung zur Diagnose verwenden, scannt sie die DNA-Energie (infinitesimale Energie), um die elektromagnetische Frequenz auf der Pegelzelle ablesen zu können.

Es empfiehlt sich, vor der Messung nüchtern zu sein, zwei Tage keinen Alkohol und keine anregenden Getränke zu sich zu nehmen sowie die Hände zwei Stunden vorm Messtermin nicht mehr einzucremen, um den Hautwiderstand nicht zu verändern und so die Messergebnisse evtl. zu verfälschen.

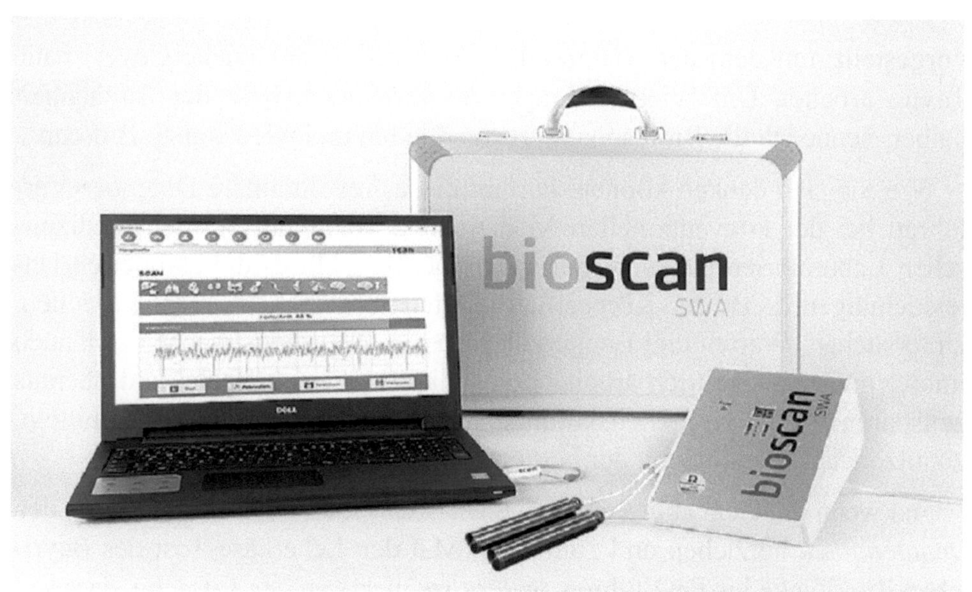

Wie funktionieren der Bioscan SWA und andere Bioresonanzgeräte?

Gesundheit ist messbar durch die Skalar-Analyse. Über die Elektrode in der Hand nimmt der Körper die im Gerät erzeugte Schwingung auf und leitet sie, da der Körper zu rund 70 % aus Wasser besteht, weiter. So beschreibt das *Animal Institute Dr. Rilling* die Wirkungsweise des Gerätes: Obwohl die Anwender des Bioscan SWA sich an die klassische Labordiagnostik erinnert fühlen, hat dieser biokybernetische Scan einen gänzlich anderen Hintergrund: Der Bioscan-Skalarwellen-Analysator beinhaltet Lebensinformatik, Biophysik, Elektrotechnik, Hightech-Forschungsprojekte sowie Daten anderer Wissenschaften. Mit Erkenntnissen der Skalar-Physik als theoretische Basis wird modernste Elektronik verwendet, um das sehr schwache magnetische Feld der Zellen zu messen. Die Bioresonanz-Analyse ähnelt in ihrer Funktionsweise der Zellkommunikation im Körper. Dadurch ist es möglich, Informationen über Dysbalance, Stress und Regulationsfähigkeit (Mangel und Überschuss) des energetischen Tierkörperfeldes zu erhalten.

Angeblich gibt es inzwischen illegale Raubkopien und nicht zugelassene Geräte. Daher habe ich das Original-Gerät oben abgebildet und weiter unten auch ein Alternativgerät *Analisador Ressonância Magnética Quântica* vorgestellt, mit dem der Heilpraktiker Sergio de Jesus (siehe Cover) nahe Tavira arbeitet. Um Wiederholungen zu vermeiden, bzw. der Einfachheit halber, nenne ich die Bioresonanz-Testgeräte hin und wieder auch Bioscan.

Wie Sie sich denken können, kommt dieses revolutionäre Diagnose-Verfahren bei der konventionellen Medizin und vor allem bei den medizinischen Laboratorien gar nicht gut an. Immerhin stellt es die etablierten Untersuchungen z. B. der Körperflüssigkeiten infrage bzw. macht Stechen, Untersuchen, Warten und Bangen überflüssig. Allerdings machen sich auch immer mehr ganzheitlich arbeitende Mediziner diese einfache und überaus zeitsparende Art, Krankheitsbefunde und Vitalstoff-Defizite zu ermitteln, zunutze: als Unterstützung der herkömmlichen Diagnostik.

Und wenn die Gegner des Skalarwellen-Analysators noch so sehr über den *Quantenquark* herziehen und zum x-ten Mal den Leberkäse-Test des Bayrischen Rundfunks ins Feld führen, ändert das nichts an der Tatsache, dass seit Jahren Heilpraktiker, Apotheker und Ärzte erfolgreich mit dem Gerät arbeiten. Bei meinen Messungen kann ich auch genau nachvollziehen, warum ich bestimmte Mikronährstoffmängel habe. Oder vice versa hat der Bioscan einen für mein Alter und den geringen Konsum tierischer Produkte ungewöhnlich hohen Vitamin-B-12-Wert festgestellt. Ich hatte nämlich vor drei bis 4 Jahren 100 Vitamin-B12-Ampullen gekauft und mich und die meinen damit versorgt. Was es mit dem Leberkäse-Test auf sich hat, lässt sich bei all den Machenschaften, die sich die Krankheitsindustrie einfallen lässt, um ihre Pfründe nicht zu gefährden, unschwer erkennen.

Natürlich kann das Gerät nicht unterscheiden, ob ein Mensch die Elektroden hält oder diese im Leberkäse stecken. Denn auch der Leberkäse enthält Wasser, das bekanntlich ein guter Informationsträger ist. Halten wir Fieberthermometer in warme Milch, hat sie anschließend auch Fieber.

Befürworter des Bioscans könnten ja auch auf das Buch von Miryam Muhm verweisen: "Die Blutwertlüge. Warum Laborwerte oft falsch sind und uns krank machen." Darin macht die Autorin darauf aufmerksam, dass die schulmedizinisch anerkannte und wissenschaftlich akzeptierte Laborwerte-Erhebung nicht fehlerfrei ist. Die Wissenschaftsjournalistin beschreibt aufgrund eigener Erfahrungen die Gefahr, dass Laborwerte manchmal zu falschen Entscheidungen in der therapeutischen Behandlung führen können. Deshalb kombinieren ganzheitlich arbeitende Therapeuten grundsätzlich mehrere Diagnose-Verfahren, um ihre Patienten möglichst rasch richtig einzuschätzen.

Die Kinderärztin Dr. Cornelia Czap bezweifelt, dass sie ein Gerät eine gute Minute lang anfasst und es sämtliche Werte ihres Körpers abbildet. Und doch ist es so. Wenn wir unsere Scheuklappen ablegen und uns auch mal der geistigen Welt gegenüber öffnen, finden wir, dass doch vieles möglich ist. In meinem Buch „Wasser verbindet die Welten" habe ich im Teil *Paradigmenwechsel in der Energiegewinnung* auf über zwanzig Seiten eine Reihe von mit Wasser betriebenen Autos und deren z. T. ermordeten bzw. eingeschüchterten Erfinder vorgestellt. Und noch andere Arten der Energiegewinnung, die nach den Kenntnissen der tradierten Physik *nicht sein können.* Es war mein zweitbest verkauftes Werk. Doch in den vergangenen drei Monaten ist zum ersten Mal seit fünf Jahren davon kein einziges Exemplar verkauft worden. Kann es sein, dass alle hundert Jahre die Menschen eine Pandemie erleben und danach eine Unterdrückung? Immerhin ist 33 nicht mehr allzu weit entfernt. Wiederholt sich die Geschichte wieder einmal? Ich hoffe nicht und warte noch auf Antwort auf meine diesbezügliche Frage an BoD. Ansonsten werde ich wohl ein neues Wasserbuch schreiben müssen.

Vergleich der Bioscan-SWA-Werte mit denen des alternativen Quanten-Magnetresonanz-Analysators

Als ich den Händler von Bioscan SWA kontaktierte, wies er zuerst auf die Nachahmer-Geräte hin. Natürlich interessierte mich, ob diese funktionieren. Deshalb hatte ich am 15.5.19 einen Termin mit dem Heilpraktiker Sergio de Jesus vereinbart, um die Ergebnisse vom April auf dem Konkurrenz- bzw. Nachahmer-Gerät zu bestätigen und die Fortschritte beim Wiederauffüllen der Vorräte an Vitalstoffen und Antioxidantien sowie beim Ausscheiden der Schadstoffe zu überwachen. Ich konnte einige Verbesserungen bei den Vitaminen, die ich mittlerweile genommen habe, feststellen. Auch war die Eisenpfanne ein voller Erfolg beim Beheben meines Eisenmangels. Aber Kupfer habe ich immer noch zu wenig und experimentiere daher gerade mit Kupfermünzen, die ich in meinen Wasserkocher gelegt habe.

Der preiswerte Quanten-Magnetresonanz-Analysator scheint also genauso zu arbeiten und ich würde das Gerät für den Hausgebrauch empfehlen. Für Einzelpersonen lohnt die Anschaffung nicht, da die Kontrolluntersuchungen nur etwa zwanzig Euro kosten. Wenn aber eine fünfköpfige Familie zweimal im Jahr eine bioenergetische Körper-Analyse durchführen ließe, würde sich so ein Gerät nach einigen Jahren amortisiert haben.

Wie funktioniert das Gerät nun? Sergio de Jesus erklärt es so: Die tiefen Frequenzen des menschlichen Körpers werden von einem Sensor erfasst, verstärkt und von einem Prozessor verarbeitet. Danach werden die Werte mit Parametern verglichen, die Referenzwerten im gesunden Zustand entsprechen. Ergänzt wird diese Information durch einen Bericht, in dem Ernährungsempfehlungen und natürliche Nahrungsergänzungen vorgestellt werden, um die Defizite des Körpers zu beheben.

Der Körper besteht aus Millionen von Zellen, die sich durch ihre eigene Teilung ständig erneuern. Sie bilden sich heraus, entwickeln, differenzieren und regenerieren sich, bis ihr programmierter Zelltod eintritt. Jede Sekunde produziert unser Körper im Knochenmark 25 Millionen Zellen. Die Blutkörperchen werden im Körper mit einer Geschwindigkeit von 100 Millionen pro Minute erneuert.

In diesem Teilungsprozess auf zellulärer Ebene gibt es Körper, die mit Atomkernen beladen sind; an der Außenseite dieser Kerne befinden sich Elektronen, die sich mit hoher Geschwindigkeit bewegen und verändern und so elektromagnetische Wellen aussenden.

Die elektromagnetischen Wellen, die vom menschlichen Körper ausgesendet werden, stellen einen bestimmten Zustand des Körpers dar. Sie variieren je nach den Konditionen eines gesunden oder eines kranken Körpers.

Wenn wir diese elektromagnetischen Wellen interpretieren können, fällt es uns leicht, den Gesundheitszustand des Körpers zu bestimmen.

In der Quantenmedizin wird angenommen, dass der Grund, warum wir krank werden, eine Veränderung der Bewegung von Elektronen ist, die folglich das Atom, die Moleküle und Zellen verändert, sogar bis hin zu den Organen.

Die Energie elektromagnetischer Wellen ändert sich aufgrund von Veränderungen im Gesundheitszustand des Körpers und so wie sich diese Qualität ändert, führt das zu einer sehr schwachen Versorgung.

Der Analysator hat Standardresonanzwerte in Bezug auf vorab festgelegte Ernährungskrankheiten und Indikatoren. Wenn Sie den Sensor in der Hand halten, können Sie Resonanztests durchführen, um diese mit den Standardwerten zu vergleichen. Der angezeigte Quantenwert kann negativ oder positiv sein und gibt Art und Ausmaß der Krankheit und den Ernährungszustand an. Die Ergebnisse werden von einem Arzt oder Heilpraktiker analysiert.

Mit dem Quantenanalysator kann in weniger als zwei Minuten eine vollständige Diagnose erstellt werden. Dabei wird anhand eines Normalitätsintervalls genau ermittelt, welche Systeme und welche Details betroffen sind.

Als Ergebnis von mehr als 30 Jahren wissenschaftlicher Forschung misst der Analysator den Gesundheitszustand des Patienten anhand der Bioresonanz. Es wurden umfassende Studien durchgeführt, bis die normalen Aktivitätswerte für jeden Gegenstand gemäß der Bioresonanz gefunden wurden.

Dieses System wurde zuerst mit dem Ziel entwickelt, die Gesundheit der Astronauten auf Mission und Athleten bei großen Wettbewerben zu bewerten. Seitdem wurde es in verschiedenen Bereichen der Gesundheit, Homöopathie, Osteopathie, Ästhetik und Fitnessstudios eingesetzt.

Funktionsweise des Magnetresonanz-Quantenanalysators

Das professionelle Instrument basiert auf langjähriger Untersuchung von rund einhundert Millionen klinischen Fällen und wurde von einer Reihe von Ärzten und Quantencomputerexperten erfunden.

Es ist notwendig, dass die statistische Gesundheitsanalyse streng nach wissenschaftlichen Methoden durchgeführt und von einer Vielzahl klinischer Verfahren bestätigt wird. Der Genauigkeitsgrad des Analysators kann bis zu 85% betragen.

Die folgende Zusammenfügung habe ich insofern geändert, dass ich die Empfehlungen für Ernährung und Nahrungsergänzungen allgemein gehalten habe, um Werbung für bestimmte Produkte zu vermeiden.

Synthese-Bericht (Übersetzung aus dem Spanischen)

Name: Marianne. Geschlecht: weiblich Alter: 69

Körpertyp: Standard-Körpergewicht (163 cm, 54 kg) Datum und Uhrzeit der Analyse: 2019-05-15 15:23

Folgend die voraussichtlich versteckten Probleme

System-Objekt-Analyse: im Normbereich.

Erhaltene Expertenempfehlung:

Knochenwachstumsindex Osteocalcin (BGP) 0,525 - 0,817 0,289: B-Komplex

Hauptkonditionierung: Essen Sie gesunde Lebensmittel. Steigern Sie körperliche Aktivität und sportliche Aktivitäten. Erhöhen Sie Outdoor-Sportarten. Nehmen Sie Kalzium-Präparate ein.

Über gesundheitliche Probleme Subtrends

System-Objekt-Analyse: im Normbereich.

Erhaltene Expertenempfehlung:

kardiovaskuläre und zerebrovaskuläre Gefäßelastizität: 1,672-1,978 1,228 Omega-3-Komplex, Knoblauch konzentriert, B-Komplex, Leinöl

Myokard nach Blutbedarf: 0,192-412 0,642: Knoblauch konzentriert, B-Komplex, Leinöl

Beginnen Sie ein Programm, das Stress abbauen und das mentale Gleichgewicht und aktive Leben erhalten kann. Essen Sie nahrhafte Lebensmittel wie Obst und Gemüse und vermeiden Sie solche mit hohem Fett- und Cholesteringehalt.

Gastrointestinale Funktion, Funktionskoeffizient Magenperistaltik 58,425-61,213 56,019: B-Komplex, Flohsamenschalenpulver, Leinöl

Funktionsfaktor des Darms 3,572-6,483 2.683: B-Komplex, Flohsamenschalenpulver, Leinöl

Leitlinie: Verbrauchen Sie weniger verarbeitete Lebensmittel und mehr Gemüse. Essen gut kauen. *Iss weniger, aber mehr Portionen während des Tages, um den Stoffwechsel zu beschleunigen.* Entspannen Sie sich beim Essen. Behalten Sie eine positive Stimmung bei. Richtig ausruhen.

Darmfunktion, Kolonkoeffizient, Funktion der Darmperistaltik des Kolons von 4,572 bis 6,483 2,259, B-Komplex, Faserstoffe

Kolonabsorptionskoeffizient 2.946 - 3.815 1.393 B-Komplex, Faserstoffe

Start-Programm: Sie können mehr faserige rohe Lebensmittel wie Mais, Sellerie, Süßkartoffeln und andere Lebensmittel zu sich nehmen, die Essgewohnheiten verbessern, um die Darmperistaltik zu beschleunigen und den Stuhlgang zu beschleunigen.

Arterieller Sauerstoffgehalt der Lungenfunktion PaCO2 17.903 - 21.012 22.942 B-Komplex, Omega-3-Komplex

Hauptkonditionierung: Essen Sie Lebensmittel, die reich an Vitamin A, C und E. sind. Vermeiden Sie das Rauchen, alkoholische und kohlensäurehaltige Getränke. Reduzieren Sie den Verbrauch von raffiniertem Zucker.

Gehirn-Nerven-Gedächtnis-Index: 0,442-0,817 0,204 Omega-3-Komplex, B-Komplex, Leinöl

Konditionierung starten: Stress abbauen. Achten Sie auf Ruhe. Essen Sie weniger rotes Fleisch und Nahrungsmittel mit hohem Gehalt an gesättigten Fettsäuren. Aber mehr Obst und Gemüse. Vermeiden Sie Alkohol und Rauchen. Steigern Sie die körperliche Aktivität, indem Sie leichte Übungen durchführen. Konditionieren Sie sich auf Meditation.

Knochenwachstumsindex: Alkalische Phosphatase des Knochens 0,433-0,766 0,21: B-Komplex

Hauptkonditionierung: Essen Sie gesunde Lebensmittel. Steigern Sie körperliche Aktivität und sportliche Aktivitäten. Erhöhen Sie Outdoor-Sportarten. Nehmen Sie Kalziumpräparate ein.

Spurenelemente Kupfer: 0,474 - 0,749 0,126: B-Komplex, täglich Multivitaminkonzentrat-Kapseln sowie Obst und Gemüse

Start-Bedingung: Konsumieren Sie Lebensmittel, Vitamine, Mineralien und essenzielle Fettsäuren. Wenn es einen Mangel an Spurenelementen in Ihrer Ernährung gibt, ergänzen Sie diese mit natürlichen Produkten von hoher Qualität.

Vitamin B1: 2,124-4,192 1,217. B-Komplex, Rhodiola, täglich natürliche Multivitaminkonzentrat-Kapseln sowie Obst und Gemüse

Vitamin B3: 14,477 bis 21,348 9,927: B-Komplex, Rhodiola, täglich natürliche Multivitaminkonzentrat-Kapseln sowie Obst und Gemüse,

Vitamin C: 4,543-5,023 3,456: B-Komplex, Rhodiola, täglich Multivitaminkonzentrat-Kapseln aus Obst und Gemüse, Echinacea, natürliches Vitamin C (z. B. von der Acerola-Kirsche), Haut-Haare-Nägel-Tabletten, Eisen & Folsäure

Vitamin E: 4,826-6,013 3,755 Omega-3-Komplex, Leinöl, Rhodiola, täglich natürliche Multivitaminkonzentrat-Kapseln sowie Obst und Gemüse, Lezithin

Start-Programm: Konsumieren Sie Lebensmittel und Vitamine, Mineralien und essenzielle Fettsäuren. Wenn es einen Mangel an Spurenelementen in Ihrer Ernährung gibt, ergänzen Sie Ihre Nahrung mit natürlichen Produkten von hoher Qualität.

Aminosäuren Tryptophan 2.374 - 3.709 6.208: B-Komplex, pflanzliches Proteinpulver (z. B. Spirulina, Hanfmehl)

Essen Sie aminosäurereiche Lebensmittel, wie Sepia, Tintenfisch, Aal, Schmerle, Seegurke, Seidenraupe, Huhn, Tofu, Seetang usw., auch Bohnen und weitere Hülsenfrüchte, Erdnüsse, Mandeln oder Bananen und andere Aminosäuren.

Coenzym Nicotinamid: 2.074 - 3.309 1.116: B-Komplex,

Biotin: 1,833 - 2,979 0,915: B-Komplex

Pantothensäure: 1,116 - 2,101 0,785: B-Komplex

Folsäure: 1,449 - 2,246 1,317: B-Komplex, Eisen & Folsäure

Coenzym Q10: 0,831-1,588 0,454 Omega-3-Komplex, B-Komplex, Leinöl

Konditionieren Sie sich, Lebensmittel zu essen, die reich an Vitaminen, Mineralien und essenziellen Fettsäuren sind. Wenn es einen Mangel an Spurenelementen in Ihrer Ernährung gibt, ergänzen Sie ihre Kost mit hochwertigen natürlichen Nahrungsergänzungen, wie Spirulina, Chlorella, Gerstengras, Wildkräuter usw.

Zwischenbemerkung

Ich habe mich außerordentlich gewundert, dass ich trotz gesunder Kost mit täglich viel Gemüse, Salat und Obst sowie kaum Getreide keine elastischen Blutgefäße haben soll. Bei der Frage, was ich in den letzten Jahren verändert habe, bin ich darauf gekommen, dass ich ja dem Kokos-Hype von 2017 gefolgt war und meinem Müsli regelmäßig Kokoscreme oder -milch beigefügt hatte. Und zwar, weil die *American Heart Association* (AHA) feststellte, dass Kokosöl den „guten" HDL-Cholesterinspiegel erhöht. Da ich vor etwa 15 Jahren mit diesem Wert im unteren Normbereich lag, langte ich bei allen Kokos-Produkten kräftig zu und Angelika Pape stellte dito einen höheren als normalen HDL-Wert mit dem Bioscan fest. So werde ich das Kokosfett weglassen und, wenn alle diese Parameter wieder im Normbereich sind, Kokosöl und -milch - wenn überhaupt - nur in Maßen genießen.

Somit kann ich den letzten Satz der oben angeregten Konditionierung verstehen: „Beginnen Sie ein Programm, das Stress abbauen und das mentale Gleichgewicht und aktive Leben erhalten kann. Essen Sie nahrhafte Lebensmittel wie Obst und Gemüse und vermeiden Sie solche mit hohem Fett- und Cholesteringehalt."

Ebenso diese: „Steigern Sie die körperliche Aktivität, indem Sie leichte Übungen durchführen. Konditionieren Sie sich auf Meditation."

Ich denke, dass ich zu viele Stress-Säuren bilde und zu wenig zur Ruhe komme, obwohl ich ziemlich regelmäßig Yoga praktiziere. Immer wieder habe ich es mit Meditation probiert, habe sogar vor vielen Jahren in Kalifornien ein TM-Mantra erhalten, aber nie das regelmäßige Meditieren durchgehalten. Obwohl ich weiß, dass wir durch tägliches Meditieren unseren Geist ins Reine bringen und unsere zwischenmenschlichen Beziehungen intensivieren und harmonisieren können. Auch strahlen wir durch den vermehrten Kontakt mit unserer inneren Stärke heitere Gelassenheit aus.

Ich rauche nicht, trinke so gut wie nie alkoholische Getränke, esse fast täglich eine große Schüssel Salat und abends Gemüsegerichte. Deshalb kann ich mir meine Werte nur so erklären, dass mein Körper zu viele Stress-Säuren bildet oder mein Darm saniert werden muss, um alle Nährstoffe absorbieren und dem Blut zuführen zu können.

Ich lasse meine Leser gern an meinen Erfahrungen teilhaben, da deutsche Schulmediziner es noch generell ablehnen, diese wegweisenden Skalarwellen-Analyse-Geräte zum raschen Erkennen von Erkrankungen, Vergiftungen, Ernährungszuständen etc. in ihrer Praxis zu verwenden. Ja, sie machen sie sogar lächerlich, obwohl ihre US-Kollegen sie längst anwenden und es zahlreiche Studien gibt, die ihre Wirksamkeit bestätigen. Auch konnte ich deutlich machen, dass ich z. B. beim ersten Test einen soliden Eisenmangel hatte und dieser nach dem Verwenden der Eisengusspfanne nachweislich wieder behoben war. Und bei Kupfer und anderen Werten war das auch der Fall.

Ich fragte Angelika Pape, ob sie mir den Synthese-Bericht mit den durch die Werte verbundenen Empfehlungen bezüglich Ernährung, Nahrungsergänzungen und motorische Aktivitäten, den mir Sergio de Jesus mailte, auch mailen könne. Aber das scheint entweder nicht in der Weise möglich zu sein oder Angelika ist damit nicht vertraut. Ersteres wäre erstaunlich, denn der Bioscan SWA ist das teurere Gerät. Die anderen seien, wie der Geschäftsführer K. Beuskens beteuert, alle Nachahmer-Modelle.

Projekt der geistigen Welt?

Haben Sie sich schon mal Gedanken gemacht, warum wir Elektrizität und Wasser nicht wirklich erklären können? Wir wissen, dass Strom aus der Steckdose kommt und Wasser Informationen speichert, aber wie es funktioniert, wer oder was hinter dem energetischen Prozess steht, ist den wenigsten bekannt. Ich bin mir aufgrund der Erfahrungen mit meinem verstorbenen Mann und den Verwandten und Freunden im Jenseits, z. B. durch jahrelange Tests mit der Wasserkristallfotografie (WKF) und Erlebnissen am PC und an anderen elektrischen Geräten, ziemlich sicher, dass die geistige Welt da am Werkeln ist. Zumal viele der gefrorenen und mikroskopisch fotografierten Wassertropfen künftige Ereignisse abbildeten.

Wie ich in meinem autobiografischen Roman „Familien-Code“ berichte, war ich im Alter von knapp 22 Jahren nach einem Autounfall mit Gehirnerschütterung auf einer anderen Ebene des Seins gelandet. 15 Jahre später im Pazifikküste-Städtchen Hermosa Beach nach einer Reinigung durch Verzicht auf tierische Produkte, Kaffee, Alkohol und Getreide sowie durch den Konsum wasserhaltiger Nahrung zeigte sich mir mein 1902 ausgewanderter Urgroßvater väterlicherseits (ein Familiengeheimnis) und erklärte mir zusammen mit seiner Begleiterin, wie die geistige Welt, also unsere Verstorbenen im Jenseits in verschiedensten Projekten mit uns zusammenarbeiten.

Mir ist klar, dass jetzt einige meiner Leser das Buch weglegen werden und denken, die hat sie nicht alle. Die wenigsten davon werden Verwitwete sein, die laut der Guggenheim-Studie etwa zur Hälfte Nachtodkontakte mit ihren Partnern hatten. Doch können die ach so rational-gesteuerten Menschen mir bitte erklären, wie Elektrizität funktioniert? Dass sie funktioniert, ist uns allen klar. Aber wie, dahinter ist noch kein Wissenschaftler der westlichen Hemisphäre gekommen. Im oben genannten Teil meines Buches *Wasser verbindet die Welten* und im älteren Buch *Wunderwesen Wasser* finden Sie bereits einige Projekte, an denen Nikola Tesla, Wilhelm Reich, Viktor Schauberger, Stanley Meyer, Johann Tikale u. v. a. m. in Zusammenarbeit mit Kollegen auf jener anderen Ebene des Seins arbeiteten, auf der wir uns alle nach dem Ablegen unserer fleischlichen Hülle einfinden, um erst einmal wieder ohne die Leiden des leiblichen Leibes weiterzuleben.

Meine geistigen Kapazitäten reichen nicht aus, um Ihnen zu erklären, wie es möglich ist, dass ein Analyse-Apparat in etwa einer Minute mehr als 200 Parameter testen kann. Doch gerade, weil das alles mit dem gängigen physikalischen Verständnis unerklärbar ist, handelt es sich nach meiner Überzeugung um ein weiteres Angebot unserer Lieben im Jenseits, um uns zu helfen, unsere irdischen Leiden zu heilen. Und warum sollten wir es nicht annehmen? Die Homöopathie ist ebenfalls ein solches Projekt. Und, können Sie erklären, warum sie hilft? Aber dass sie hilft, wissen auch immer mehr Ärzte und Tierärzte. Selbst, wenn Sie nun Placebo, den treuen Diener des Vertrauens ins Feld führen, kann ich nur sagen, wer heilt, hat recht. So gibt es auch immer mehr Heilpraktiker und ganzheitlich praktizierende Ärzte, die mit dem Analyse-Gerät arbeiten. Denn sie wissen, dass er ihnen in maximal 90 Sekunden bis ins Kleinste mitteilt, welche Vitalstoffe ihren Patienten fehlen, welche Schadstoffe sich im Körper befinden, auf welche Stoffe sie allergisch reagieren, welche Organe schwächeln u. v. a. m.

Ich kann Ihnen gar nicht sagen, wie froh ich bin, Sie über dieses Geschenk des Himmels informieren zu können. Allein, wenn ich an all die Menschen denke, die z. B. wegen ihrer inneren Unruhe und Gereiztheit von Arzt zu Arzt hetzen und keine Hilfe erwarten können, weil die wenigsten Mediziner auf die Idee kommen, z. B. den Vitamin-B-Status zu kontrollieren. Vor etwa einem Vierteljahrhundert fiel mir Carl Pfeiffers Buch in die Hände, in dem es um biochemische Ungleichgewichte geht, die für viele psychische Probleme verantwortlich seien (1988). Der Arzt, Pharmakologe, Pionier im Feld der Ernährungswissenschaft und Gründer des Princeton Brain-Bio Centers, eine auf orthomolekulare Psychiatrie und Medizin spezialisierte ambulante Behandlungseinrichtung, erforschte Schizophrenie, Allergien und andere Krankheiten. Pfeiffer konnte z. B. 95 % seiner fünftausend als schizophren stigmatisierten Patienten allein durch Nahrungsumstellung und Verabreichung bestimmter Vitamine und Mineralsalze sozial rehabilitieren. Ich war so begeistert von Pfeiffers Arbeit, dass ich seither Menschen mit psychischen Problemen zu einem Labortest für Selbstzahler rate. Aber mit den elektromagnetischen Wellen können wir schneller und preiswerter herausfinden, was uns fehlt.

Jeder Familie ihr eigenes Skalar-Wellen-Gerät?

Die 5-köpfige sportliche Familie meines Neffen hat mich auf die Idee gebracht, dass es gut wäre, wenn alle größeren Familien einen eigenen Bioscan bzw. ein vergleichbares Gerät hätten. Es wäre doch optimal für die Leistungen beider berufstätigen Eltern und der drei Söhne, wenn alle ihre Vitalstoff-Speicher füllen könnten. Dazu wäre es ideal, alle 2-3 Monate ihre Befindlichkeiten zu überprüfen, ohne Blutabnahme und Zeitverschwendung durch langes Warten in Arztpraxen.

Ich kontaktierte den Geschäftsführer Dipl.-Kfm. K. Beuskens der Firma *activ Care transcon GmbH*, die den Bioscan SWA vertreibt, und fragte u. a. nach der Handhabung der Modelle. „Für den Nicht-Mediziner käme als schlankere Variante der Bioscan SWA Basic in Frage. Die Handhabung ist identisch mit der Vollversion, aber der Umfang des Scans ist beschränkt auf die 7 Reports zu den Themen Vitamine, Spurenelemente/Mineralstoffe,

Aminosäuren, Co-Enzyme, Schwermetalle, Homotoxine und allgemeinen Körperzustand. Dennoch empfehlen wir auch hier nach Möglichkeit fachliche Unterstützung bei der Auswertung des Scans."

Erlaubtes Doping mithilfe des Bioresonanz-Tests

Um bei unserem Auto eine Mehrleistung des Motors zu erzielen, wird uns jeder Kfz-Mechaniker sagen, dass wir ihm besser immer nur den besten Kraftstoff geben. Beim Auto denken wir gar nicht daran, *nicht* das Beste zu wählen. Doch bei unserem Körper sparen wir, was das Zeug hält. Schaue ich mir an, was die Leute im Einkaufswagen so anhäufen, wundert es mich nicht, dass die Liste neuer Zivilisationskrankheiten immer länger wird und es immer mehr Allergiker gibt. Lesen Sie nur mal die ellenlangen Auflistungen alarmierender Inhaltsstoffe bei den Fertiggerichten! Da konsumieren sie die billigsten, meist konservierte Speisen und erwarten, dass Ihr Körper optimal funktioniert. Wie soll das denn bei all der tot gekochten Pappkost gehen? Und wenn dann die Entzündungen der Gelenke, die Schmerzen, das Kribbeln in den Beinen, die abgebrochenen Fingernägel, die aufgerissenen Mundwinkel und andere Symptome einer Mangelernährung auftreten, gehen Sie zum Arzt und erwarten, dass er Ihnen hilft. Er gibt Ihnen womöglich Tabletten gegen die Schmerzen oder eine Kortison-Spritze. Glauben Sie wirklich, dass Sie das weiterbringt?

Natürlich tut es das nicht. Es ist sogar in jeder Hinsicht überaus kontraproduktiv. Die einzig sinnvolle Vorgehensweise ist, Ihren Vitalstoff-Status zu bestimmen, den Mangel mit gezielten Makro- und Mikronährstoffen zu beheben und danach auf eine Frischkost-Ernährung umzusteigen. Im Rezept-Teil finden Sie einfache frische und tiefgekühlte Gerichte, die Sie rasch zubereiten und dabei sogar noch Geld sparen können.

Mein Neffe hat drei Söhne, die alle Fußball und Handball spielen und die Jüngeren trainieren. Er hat beim Handball seine Frau kennengelernt, die sich zudem als Triathletin erprobt hat. Was würde es bedeuten, wenn sämtliche Makro- und Mikronährstoffe bei allen auf einem optimalen Stand wären? Ich denke, dass es einen Einfluss auf ihre sportlichen Leistungen hätte. Auch würden sie weniger durch Krankheit verhindert sein. Denn, wenn der

Säure-Basen-Haushalt im Gleichgewicht und das Immunsystem gestärkt sind, würden Erkältungen und grippale Infekte der Vergangenheit angehören. Sie bräuchten nur ein paarmal im Jahr ihre Werte zu messen.

Bioresonanz-Geräte für Tierärzte und landwirtschaftliche Betriebe

Das Bioresonanzverfahren gehört wie die Homöopathie, traditionelle chinesische Medizin (TCM), Akupunktur und weitere Naturheilverfahren zur sogenannten Erfahrungsheilkunde. Es ist kein Ziel der wissenschaftlichen Forschung und deshalb leider noch nicht anerkannt. Dennoch setzen viele Tiermediziner die Bioresonanz entweder therapiebegleitend oder ausschließlich ein. Gerade bei chronischen Krankheitsbildern wie Allergien, Futtermittelunverträglichkeit und chronischen Atemwegserkrankungen lohnt der Einsatz der Bioresonanztherapie. Wenn die Schulmedizin hier an ihre Grenzen stößt und nur noch die Symptome - nicht aber die Ursachen - behandeln kann, wird der Vorteil der ganzheitlichen Therapie deutlich.

Der Bioscan SWA animal ist ein anwenderfreundliches System, das den Praxisalltag von Veterinären unterstützt. Aber auch Landwirte, Tierzüchter und Tierliebhaber können damit Pferde, Hunde, Katzen, Kühe, Ziegen und Schafe scannen. Für jede Tiergruppe sind eigene Referenzwerte hinterlegt.

Ich bin fasziniert von diesem *Geschenk des Himmels*, sodass ich gern dafür werbe, auch damit, dass Tiere dadurch weniger gequält werden müssen. Denn der Test mit dem Bioscan SWA animal tut nicht weh. Er liefert in ca. 90 Sekunden über 100 Parameter, die Hinweise auf Ungleichgewichte, Regulationsfähigkeit, Mangel und Überschuss geben. Das System ist schmerzfrei und nicht-invasiv, bedeutet also keinen medizinischen Eingriff für die Tiere.

Die aussagekräftigen Ergebnisse sind direkt nach dem Scan verfügbar und werden grafisch detailliert aufbereitet. Das Verfahren ist auch mobil anwendbar. Es erlaubt uns, die Werte im Zeitablauf zu checken. Alle Tests sind in der Software für jedes Tier archiviert.

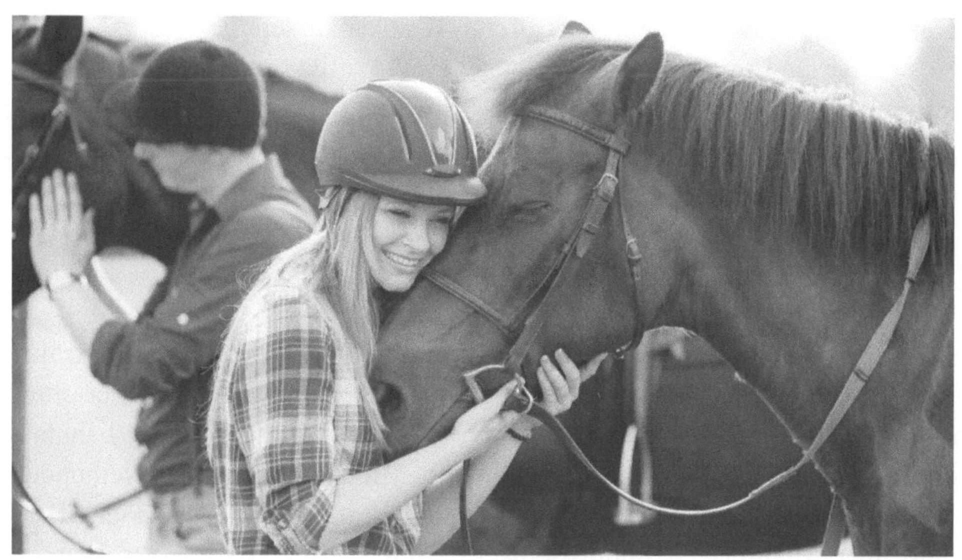

Ermittlung des Vitalstoff-Profils

Bei der heute üblichen an vitaminreicher Frischkost mangelnden Ernährung ist es besonders wichtig, halbjährlich einen Vitalstoff-Status zu ermitteln. Sie können dies bei Ihrem Hausarzt oder direkt in einem medizinischen Labor durchführen lassen. Denn bezahlen müssen Sie diese Untersuchungen so oder so. Und da sind Sie dann mal schnell 300 Euro los. Vielleicht könnte es

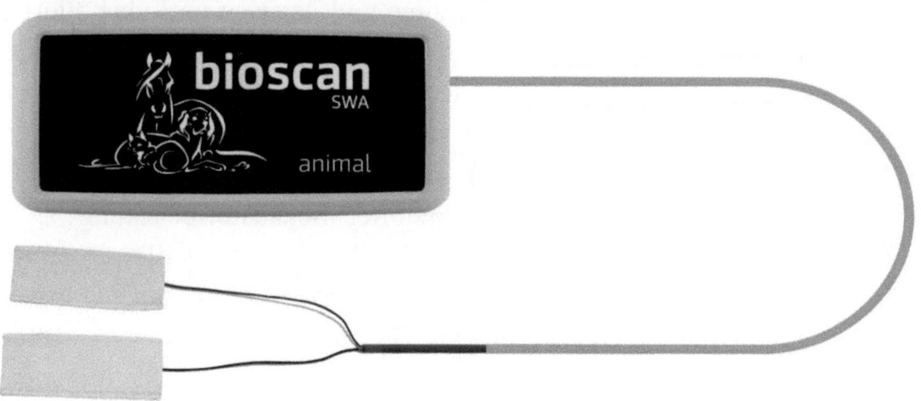

helfen, wenn viele Versicherte bei Ihren Krankenkassen die Übernahme der Kosten für die Ermittlung des Mikronährstoff-Profils fordern würden.

Sollte dies nicht zum Erfolg führen, würde ich in jedem Fall zu der günstigen und vor allem zeitsparenden Variante mit dem Skalarwellen-Gerät raten, über die wir Sie im Folgenden informieren.

Arbeiten mit dem Bioresonanz-Apparat

Beim Arbeiten mit dem Bioscan sind Verlaufsstudien enorm aussagekräftig und ein klares Merkmal für die fortschreitende Heilung und Regenerierung bis hin zu körperlicher biophysikalischer Normalität. Mit diesem bahnbrechenden Gerät können wir in eineinhalb Minuten mehr als zweihundert Messgrößen erfahren, die über unseren Vitalstoff- und Säure-Basen-Haushalt, über Allergene, Schilddrüsenwerte, Schadstoffbelastungen u. v. a. m. Auskunft geben.

Der Bioscan sendet über einen Handsensor Skalarwellen verschiedener Frequenzen in den Körper. Die Zellen reagieren darauf mit unterschiedlicher Resonanz und reflektieren die vom Sensor erfassten Wellen, die dann gemessen und mit der Datenbank verglichen werden. So erhalten wir direkt ein Messergebnis, das die Software auswertet und anzeigt.

Das Ergebnis, das wir mit dem Bioscan erhalten, ist in etwa vergleichbar mit der Labordiagnostik. Statt Blutabnahme und Analyse im Labor führt er eine Spektralanalyse durch und wertet das Messergebnis sofort aus. Der Bioscan bietet also in der Praxis eine wertvolle diagnostische Hilfestellung. Er analysiert Körperfunktion und Vitalstoff-Status innerhalb von 90 Sekunden. Die Analyse umfasst innerhalb 31 ausgewählter Bereiche mehr als 200 Körperparameter, wie etwa Mikronährstoffe, Schadstoffbelastung z. B. durch Schwermetalle, chemische Stoffe oder Rauch; ebenso allergische Reaktionen, Knochendichte, Blutzucker, Basen-/Hormonhaushalt, Organzustände usw. Auf die Ergebnisse müssen Sie nur wenige Minuten warten. Auch brauchen Sie keine Fehler zu befürchten, wie etwa Verunreinigungen oder vertauschte Blutproben.

Beim Messen im Energiefeld der Zelle mithilfe von Skalarwellen kann der Bioscan unterschwellige Zustände im Körper registrieren, die vom Patienten etwa als Unwohlsein, Schwitzen oder Unruhe wahrgenommen werden. Standardisierte medizinische Verfahren sind oft nicht in der Lage, in solch unterschwellige Bereiche vorzudringen. Daher bleiben zum Beispiel viele Schilddrüsen-Probleme ohne Laborergebnisse, selbst wenn die Patienten einen Kropf haben. Doch der Bioscan kann diese Probleme nachweisen. Auch bei Zahnschmerzen muss sich der Patient oft anhören, dass offensichtlich kein Problem vorliegt, weil es dem Zahnarzt nicht auffällt. Dagegen weist der Bioscan einen eindeutigen Mangel auf. Sein Prinzip erinnert sehr an die Zellkommunikation im menschlichen Körper. So können wir Informationen über Mangel, Überfülle, Gemütsverfassung und Anomalie unseres Systems innerhalb von wenigen Minuten erhalten.

Unser Körper besteht aus Billionen von Zellen, in deren Zellkern oder Nukleus die Mitochondrien für Energie sorgen. Nach dem bohrschen Atommodell umkreisen Elektronen einen positiv geladenen, massetragenden Kern auf bestimmten Kreisbahnen, ohne Energie abzustrahlen. Die Elektronen erzeugen bei ihren Bewegungen durch ihre Ladung ständig elektromagnetische Wellen. Diese Wellensignale reflektieren den Zustand des menschlichen Körpers und können über einen Sensor fassbar werden.

Die Quantenmedizin ist der Ansicht, dass sich bei Krankheit der Drehimpuls der Elektronen verändert. Auf der Basis dieser quantenmedizinischen Auffassung arbeitete Johann Tikale bereits vor einem halben Jahrhundert überaus Heil bringend, worüber ich in meinem Buch *Wunderwesen Wasser* detailliert berichte. Von dieser bestimmten Eigenart der Schwingungen hängen Gesundheit und Krankheit ab. Um den Prozess noch einmal zu verdeutlichen: Mithilfe der Quantenphysik können wir ein Resonanzspektrum der Standardquanten von Krankheits- und Ernährungsindikatoren generieren.

Der Bioscan vergleicht die momentan mit dem Sensor erfasste Frequenz und Energie der unter anderem im Gehirn und Herzen mit Strom produzierten Magnetfelder des Körpers mit diesem Resonanzspektrum und weist dabei die Abweichungen nach. Die Funktionsweise des Bioscans ist vergleichbar mit dem Rundfunk. Auch beim Radiohören sind vielfältige

Radiofrequenzen abrufbar. Wenn wir einen bestimmten Sender hören wollen, müssen wir die entsprechende Frequenz einstellen. Damit stellen wir eine Resonanz zwischen Sender und Empfänger her. Bei Messungen lassen sich Resonanz und Abweichungen davon über die Sensoren ermitteln und mithilfe von Software darstellen.

Dieser quantenphysikalische Resonanzvergleich mit dem Bioscan ist zwar schulmedizinisch nicht anerkannt. Es wäre aber ein Segen für Patienten, wenn ihre Ärzte sich diesem diagnostischen Verfahren zusätzlich bedienen würden. Dann könnten z. B. kardiovaskuläre und zerebrovaskuläre Krankheiten schneller erkannt und lebensrettende Maßnahmen rascher unternommen werden. Anders als in den USA arbeiten in Deutschland bisher hauptsächlich Heilpraktiker mit dem Bioscan. Dennoch gibt es auch eine Reihe bioenergetisch arbeitender Ärzte, wie z. B. Dr. med. Hartwig Schuldt aus Hamburg.

Weitere Ärzte, die mit Elektroakupunktur nach Voll, Bioresonanztherapie usw. arbeiten, finden Sie hier: www.zaen.org/aerzte.html

Übrigens dürfen Personen mit Herzschrittmachern nicht gemessen werden. Vor dem Diagnostizieren sollte die zu messende Person metallene Ringe, Ketten, Armbänder und Uhren ablegen. Sie können einen USB-Stick mitbringen, auf dem Sie Ihr Analyse-Protokoll und die Beschreibung der einzelnen Parameter abspeichern können. Sie erhalten gleich nach dem Messen ein Analyse-Protokoll mit den wichtigsten Messergebnissen. Bei der ausführlichen Analyse bekommen Sie auch einen auf Sie zugeschnittenen Therapievorschlag.

Um den Vorgang noch einmal zu verdeutlichen: Sie nehmen einen Metallstab in die Hand, der an das Gerät angeschlossen ist. Dieses liefert in ungefähr neunzig Sekunden über elektromagnetische Wellensignale Werte zu etwa zweihundert veränderlichen Kenngrößen, wie Körperfunktionen, Blut, Organe, Knochen, Toxine, Schwermetalle, Ungleichgewicht im Säure-Basen-Haushalt u. v. a. m.

Erfahrung von Angelika Pape-Stein: Ich hatte das Gerät in meiner Praxis zuerst an mir selbst ausprobiert und gleichzeitig in der Naturheilklinik Blut abnehmen lassen. Freudig überrascht stellte ich beim Vergleich fest, dass das Gerät meinen Eisenmangel und andere Parameter anzeigt, die mit den Laborwerten der Blutuntersuchung übereinstimmten.

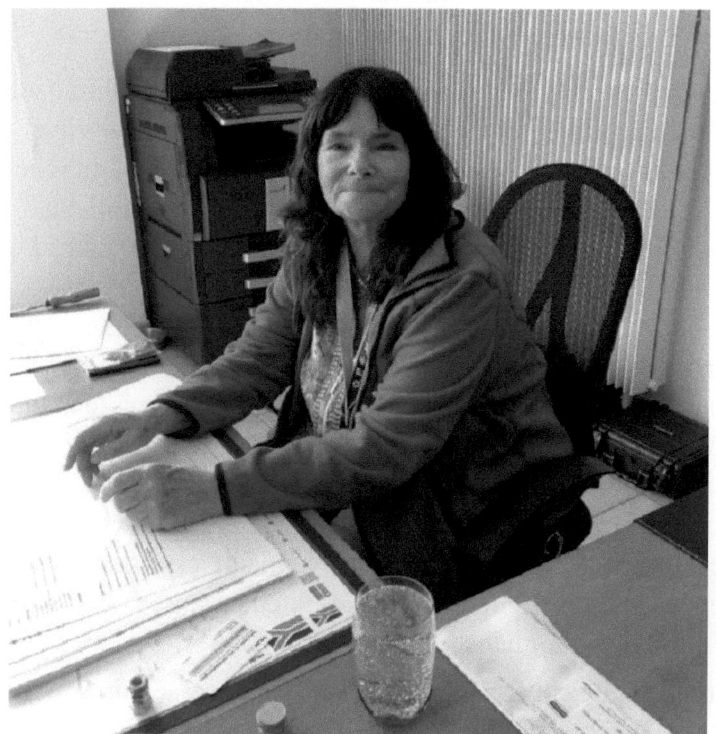

IV. VITALSTOFFMANGEL: URSACHEN UND FOLGEN

Wenn Sie sich die Referenzwerte für die Nährstoffzufuhr der *Deutschen Gesellschaft für Ernährung e. V.* einmal anschauen und daran denken, wie sich die meisten von uns täglich ernähren, können Sie sich auch als Laie denken, dass sich mit der Zeit ein Mangel einstellt.

https://www.dge.de/wissenschaft/referenzwerte

Natürlich sollten Sie nicht jeden Tag irgendwelche Vitamine zu sich nehmen. Wir würden Ihnen dringend empfehlen, erst einmal einen Arzt oder Heilpraktiker aufzusuchen, der Ihnen Blut abnimmt und sämtliche Vitalstoffe im Labor auswerten lässt oder noch besser den Vitalstoff-Status per Bioresonanztest ermittelt. Beides bezahlt die Krankenkasse nicht. Letzteres ist jedoch wesentlich kostengünstiger.

Es ist enorm wichtig, dass Sie genau wissen, was Ihnen im Einzelnen fehlt. Denn dann können Sie gezielt die mangelnden Vitamine, Mineralstoffe und Spurenelemente einnehmen. Nach einem halben Jahr empfiehlt es sich, die Werte noch einmal zu überprüfen. Es wird vermutlich auch notwendig sein, Ihr Kaufverhalten in puncto Lebensmittel etwas zu verändern.

Viel frisches Gemüse zu essen mag für Sie abgedroschen klingen, aber Sie können nun mal keine optimale Gesundheit erwarten, wenn Sie sich überwiegend von industriellen Fertigprodukten ernähren, statt von frisch zubereiteten Gerichten möglichst in Bio-Qualität.

Sie werden vielleicht sagen, jeden Tag Gemüse schnippeln und kochen geht nicht, dazu fehlt mir die Zeit, ich gehe arbeiten. Doch vertrauen Sie darauf, dass es nach der anfänglichen Umstellung zur gewohnten Routine wird. Wir sprechen aus Erfahrung. Fangen Sie einfach schon einmal mit den Gerichten im Rezept-Teil an. Wenn wir Sie mit diesem Buch begeistern können, werden wir Ihnen eins mit einfachen, zeitsparenden Gerichten z. T. für spezielle Nähr- und Vitalstoff-Defizite nachliefern.

Erfahrungsbericht von Angelika Pape:

Am Anfang, als ich noch keine Routine hatte, habe ich mir für die Woche einen Plan gemacht, gezielt eingekauft und dann gekocht. Oder ich habe mir viele rohe Salate gemacht, die wirklich ganz schnell gehen. Aber wenn ich an die Tagesbedarf-Liste denke, ist es nicht so leicht, diese Menge an Nährstoffen zusammenzubekommen.

Ich esse sehr gesund und bewusst und trotzdem fehlt mir etwas an Vitaminen, die ich natürlich dann auch auffülle. Meine Belohnung ist, dass ich 65 Jahre alt und gesund bin. Habe noch nie Tabletten einnehmen müssen.

http://candida-info.de/2015/02/18/diaetplan-erlaubte-nahrungsmittel

Medikamente, Alkohol und Kaffee führen zu Vitalstoff-Mangel

Von der Jahrtausendwende bis 2015 ist der weltweite Antibiotika-Verbrauch um 65 Prozent gestiegen. Der zu häufige, zu lange und zu unspezifische Einsatz von Antibiotika führt nicht nur zur Bildung von resistenten Bakterienstämmen, sondern belastet auch den menschlichen Organismus, besonders die Leber, und die Umwelt. Denn in einem Modell-Kläranlagen-Versuch waren antibiotische Substanzen noch zu 93 % nachweisbar (Junker in: Meyer 2016, S. 12 f.) und gelangen somit in Flüsse und Seen.

Hormonstörungen, Allergien, Schuppenflechte und Multiple Sklerose sind weitere Folgen von oftmals unnötigen Antibiotika-Verschreibungen. Zudem ruinieren sie unsere Bakterienkulturen und damit auch unser Immunsystem. Auch ist bekannt, dass verschiedene Vitalstoffe die antibiotische Wirksamkeit beeinträchtigen. Tetracycline und Gyrasehemmer behindern z. B. Kalzium, Magnesium, Eisen und Zink. Cotrimoxazol stört den Folsäure-Status. Pivalinsäurehaltige Antibiotika erhöhen die renale Ausscheidung von Carnitin. Darüber hinaus rauben Cholesterinsenker dem Körper Q10.

Dass Zucker, Salz, Tabak und Alkohol in jeder Form Kalzium-Räuber sind, dürfte allgemein bekannt sein. Dies gilt auch für Oxalsäure (z. B. in Spinat, Rhabarber), Phosphat (z. B. in Vollkornprodukten, Kohl und Rettich) und Phytin (z. B. in Fertiggerichten, Wurst, Schmelzkäse und Cola).

Zwar enthält Zucker selbst keine Vitalstoffe, benötigt diese aber zu seinem Abbau von unserem Körper, wie z. B. Vitamin B1, Niacin, Zink und Chrom. Für jedes Gramm Zucker muss unser Organismus ein millionstel

Gramm Vitamin B1 zur Verfügung stellen. Kommt es durch zu viel Zucker zu einem Mangel an diesem Vitamin, kann es zu Müdigkeit, Gereiztheit oder sogar zu depressiver Verstimmung kommen. Deshalb süßen wir besser mit Stevia oder Süßholz und verzichten auf Limonaden und Säfte mit Zuckerzusatz.

Der Kaffee-Konsum nimmt auch stetig zu. Die Deutschen trinken durchschnittlich 152,5 Liter pro Jahr, mehr als Wasser: 150 Liter. Zuviel Koffein kann zu Kaliummangel führen. Auch kann es Muskelprobleme, Erschöpfung, Stress, Reizbarkeit und Kopfschmerzen verursachen.

Kaffee setzt den Körper, genau wie das vom Körper ausgeschüttete Stresshormon Adrenalin, in einen Kampf-oder-Flucht-Zustand, indem das Koffein – auch in Tee – die Nebenniere zur Produktion von Adrenalin anregt. Doch wenn wir am Schreibtisch sitzen und uns allenfalls mit dem PC herumschlagen, nützt es wenig. Und wenn dann der Adrenalin-Kick wieder abebbt, verspüren wir Erschöpfung, Müdigkeit, Kopfschmerzen oder Reizbarkeit. Das ist dann der Moment, wo wir wieder auf den nächsten Koffein-Schub aus sind und uns Richtung Kaffeemaschine bewegen.

Weitere Auslöser, die zu Vitalstoff-Mangel führen, sind Schnell- und Fertiggerichte, zu frühes Ernten, lange Transportwege, falsches Lagern, fehlerhaftes Zubereiten, stark industrielles Verarbeiten. Ebenso die gestörte Aufnahme durch den Darm bzw. die gestörte Verarbeitung künstlicher Stoffe durch den Stoffwechsel, Stress, Krankheit, Müdigkeit, Abgeschlagenheit, verminderte Leistungsfähigkeit und Anfälligkeit für Infektionen. Auch die bei älteren Menschen oft regelmäßige Einnahme von Medikamenten beeinflusst den Vitaminhaushalt negativ.

CoQ10: Der Mangel des essenziellen Enzyms ist sehr verbreitet

Das vermehrt in unserem Herzen, den Nieren, der Leber und der Bauchspeicheldrüse vorkommende Coenzym Q10 (CoQ10) verdankt seine Entdeckung dem US-Amerikaner Fred L. Crane. Bereits 1957 entdeckte er seine Wirkung bei der Untersuchung von Rinderherzen. Damit war ein entscheidender Schritt vorwärts in der Medizinwissenschaft getan, der 1978 zur Verleihung des Nobelpreises an den britischen Wissenschaftler Peter D.

Mitchell führte. Er erkannte, dass Q10 für 95 % unserer gesamten Körperenergie sorgt. Im Jahr darauf konnte der US-amerikanische Biochemiker Karl August Folkers die chemische Struktur von Q10 aufklären.

Obgleich Q10 als primäres Antioxidans die Zellen schützt und am Prozess der Energieerzeugung in den Mitochondrien der Zellen beteiligt ist und daher ein Mangel zur Entwicklung nahezu aller Krankheiten führt, sind deutsche Ärzte mit dieser körpereigenen Substanz kaum vertraut. Doch in vielen anderen Ländern wird CoQ10 seit Jahren als ein anerkanntes Therapeutikum erfolgreich eingesetzt und an zahlreichen Universitäten rund um den Globus erforscht.

Viele kennen Q10, auch Ubichinon-10 genannt, was frei übersetzt *überall vorhanden* heißt, aus der Werbung von Kosmetikfirmen. Dass es auch in Kapselform angeboten wird, wissen die wenigsten. Eine Reihe von Studien zeigt, wie wichtig Q10 für unseren Körper ist. Doch zuerst einmal interessiert es mich, wie der Mangel überhaupt zustande kommt. Denn, wie Sie folgend sehen können, habe ich auch einen leichten Q10-Mangel. In der Literatur finden wir die Gründe in erhöhtem antioxidativem Stress begründet, wie bei physischer und psychischer Überlastung. Da hatte ich vor drei Jahren, als mein Mann starb, sicherlich einen noch größeren Mangel. Aber im ersten Trauerjahr habe ich wenig gegessen und 12 Kilo abgenommen, sodass meine Q10-arme Ernährung ohne Sardinen, Makrelen, Nüssen, Samen, Hülsenfrüchte, Kohl etc. einen Mangel verursacht haben kann. Wer diese Kost nicht mag, ist gut beraten, seinem Körper Q10 am besten in Form einer durch Hefe-Fermentation gewonnenen hochwertigen Nahrungsergänzung zuzuführen. Auch bei Stoffwechselerkrankungen und besonders, wenn viel Alkohol und Nikotin konsumiert werden, verbrauchen wir viel Q10.

Doch nicht nur Cholesterinsenker, auch die andauernde Einnahme von Entzündungshemmern, wie Ibuprofen, Diclofenac u. a., kann zum Verhindern von Herzinfarkten die Einnahme von Q10 erfordern. Gegen Entzündungsschmerzen in Kiefer und Handgelenk habe ich tatsächlich öfter mal Ibuprofen eingenommen. Also kann mein Q10-Mangel auch daher rühren.

Da Q10 für die Energiegenerierung in den Energiezentren der Zellen, den Mitochondrien, gebraucht wird, ist es kein Wunder, dass ein Mangel systemische Erkrankungen verursacht. Aus meiner Sicht sind nahezu sämtliche

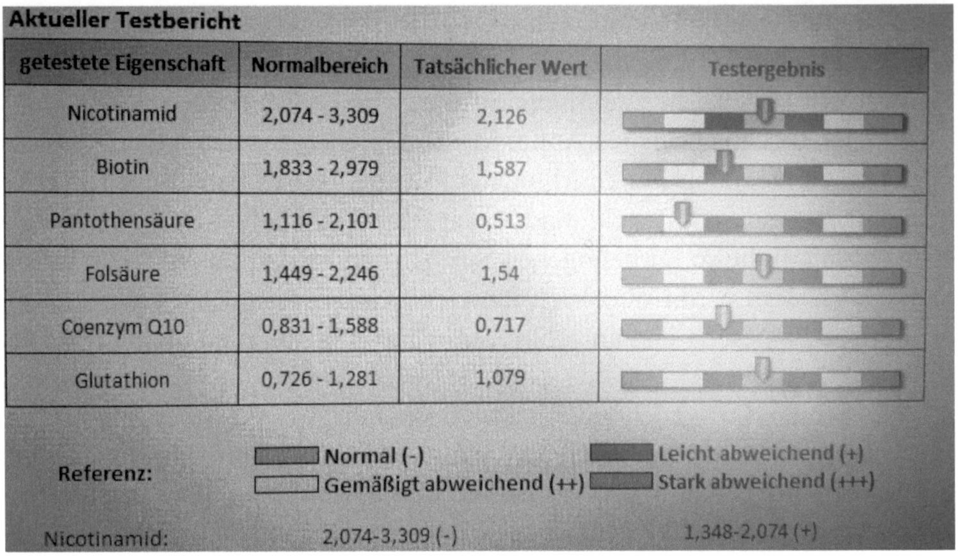

Aktueller Testbericht

getestete Eigenschaft	Normalbereich	Tatsächlicher Wert	Testergebnis
Nicotinamid	2,074 - 3,309	2,126	
Biotin	1,833 - 2,979	1,587	
Pantothensäure	1,116 - 2,101	0,513	
Folsäure	1,449 - 2,246	1,54	
Coenzym Q10	0,831 - 1,588	0,717	
Glutathion	0,726 - 1,281	1,079	

Referenz: Normal (-) Leicht abweichend (+) Gemäßigt abweichend (++) Stark abweichend (+++)

Nicotinamid: 2,074-3,309 (-) 1,348-2,074 (+)

Krankheiten systemisch, auch Krebs. Forscher der Universität Texas fanden daher auch bei 116 Krebspatienten einen schwerwiegenden Mangel an Coenzym Q10 (CoQ10) im Vergleich zur Gruppe der Normalpersonen. (Folkers 1997)

Wissenschaftler der Schule für Krankenpflege und Geburtshilfe der Universität Southampton, UK, hatten zum Ziel, systematisch zu prüfen, ob die orale Supplementierung mit CoQ10 die Verträglichkeit von Krebsbehandlungen verbessert. Patienten in fünf von sechs Studien erhielten Anthrazykline, also Antibiotika, die zur Chemotherapie bei Krebs verwendet werden. Die Ergebnisse legen nahe, dass das Coenzym während der Krebsbehandlung einen gewissen Schutz gegen Kardiotoxizität oder Lebertoxizität bietet. (Roff et al. 2004)

Svend Aage Mortensen und sein internationales Forscherteam eruierten die Wirkung von Coenzym Q10 auf die Erkrankungsrate und Sterberate bei chronischer Herzinsuffizienz (Herzschwäche) in einer randomisierten Doppelblindstudie. Dabei erhielten 420 Patienten über zwei Jahre 100 mg CoQ10 oder Placebo dreimal täglich als Zusatzbehandlung bei chronischer Herzinsuffizienz (HF). Die Sterberate lag bei 9 % gegenüber Placebo 16 %.

Auch mussten die Teilnehmer der Placebo-Gruppe häufiger wegen Herzschwäche einen Krankenhausaufenthalt erdulden.

Die Forscher schlussfolgerten, dass eine langfristige CoQ10-Behandlung von Patienten mit chronischer Herzschwäche die Symptome verbessert und schwerwiegende kardiovaskuläre Ereignisse reduziert.

Angelika Pape konnte in ihrer Praxis ebenfalls feststellen, dass Personen mit Herzproblemen auch einen Q10-Mangel hatten.

Schadstoffe in Lebensmitteln: meiden oder ausscheiden

Alle Dinge sind Gift, und nichts ist ohne Gift; allein die Dosis macht, dass ein Ding kein Gift sei.

Paracelsus

Um Schwermetalle oder andere Giftstoffe meiden zu können, ist es notwendig zu wissen, in welchen Nahrungsmitteln sie enthalten sind. Daher habe ich Ihnen weiter unten eine Liste erstellt, damit sie künftig Lebensmittel mit höheren Mengen an Quecksilber, Kadmium, Arsen, Blei, Nickel und Nitrit reduzieren. Auch finden Sie die Werte für Selen und Zink, damit sie Lebensmittel wählen können, um an diese meist in der Nahrung fehlenden essenziellen Spurenelemente zu kommen.

Nicht alle Metalle sind grundsätzlich giftig; es hängt vom Metall ab und, wie der unter dem Namen Paracelsus bekannt gewordene Arzt, Alchemist und Astrologe Theophrastus Bombast von Hohenheim erkannte, hängt es vor allem von der Dosis ab. Einige Schwermetalle, wie Quecksilber und Blei können uns allerdings schon in geringsten Mengen krank machen. Quecksilber, mit dem besonders Fisch und Meeresfrüchte belastet sind, greift das Zentralnervensystem an. Es wird auch als Ursache von Amyotropher Lateralsklerose (ALS) betrachtet. Diese mit Muskelschwund, Mangel an Elastizität und Lähmungen verbundene Erkrankung des Nervensystems beginnt mit Muskelschwäche und Muskelzucken.

Mein erster Test Anfang 2019 ergab eine Bleibelastung von 1,504 (normal 0,052-0,643); die Quecksilberbelastung war 0,824 (normal 0,013-0,336); der

Wert für Aluminium war mit 0,559 nur leicht abweichend. Der Normbereich liegt bei 0,192-0,412.

Beim Test ca. neun Monate später war die Belastung trotz einiger Reinigungsmaßnahmen (u. a. Zistrose-Tee und Zitronen-Knoblauch-Kur; siehe entsprechende Kapitel) nur minimal zurückgegangen: Blei von 1,504 auf 1,412, Quecksilber von 0,824 auf 0,686, Aluminium von 0,559 auf 0,425. Wir müssen also bei der Entgiftung, je nach Belastung, mit einigen Jahren rechnen. Da Stanford-Forscher das Nervengift Blei in Kurkuma fanden, bin

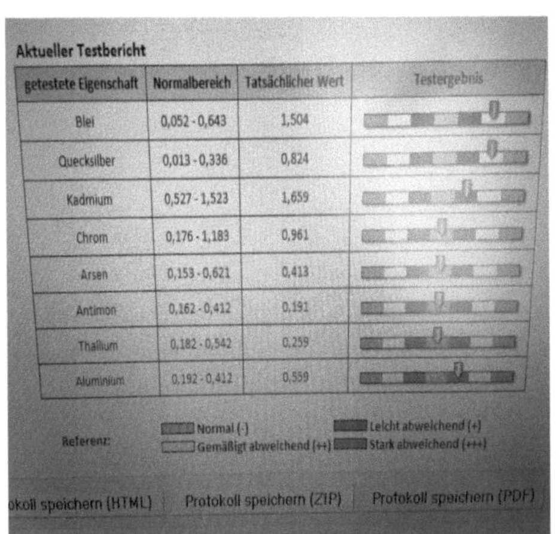

Aktueller Testbericht

getestete Eigenschaft	Normalbereich	Tatsächlicher Wert	Testergebnis
Blei	0,052 - 0,643	1,504	
Quecksilber	0,013 - 0,336	0,824	
Kadmium	0,527 - 1,523	1,659	
Chrom	0,176 - 1,183	0,961	
Arsen	0,153 - 0,621	0,413	
Antimon	0,162 - 0,412	0,191	
Thallium	0,182 - 0,542	0,259	
Aluminium	0,192 - 0,412	0,559	

Referenz: Normal (-) Leicht abweichend (+) Gemäßigt abweichend (++) Stark abweichend (+++)

okoll speichern (HTML) Protokoll speichern (ZIP) Protokoll speichern (PDF)

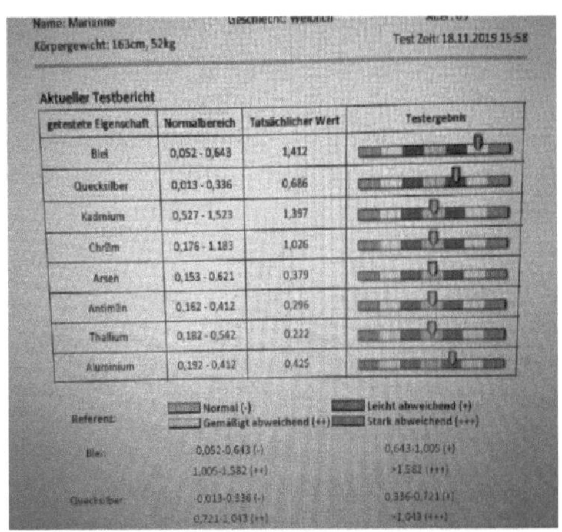

Name: Marianne

Körpergewicht: 163cm, 52kg Test Zeit: 18.11.2019 15:58

Aktueller Testbericht

getestete Eigenschaft	Normalbereich	Tatsächlicher Wert	Testergebnis
Blei	0,052 - 0,643	1,412	
Quecksilber	0,013 - 0,336	0,686	
Kadmium	0,527 - 1,523	1,397	
Chr?m	0,176 - 1,183	1,026	
Arsen	0,153 - 0,621	0,379	
Antim?n	0,162 - 0,412	0,296	
Thallium	0,182 - 0,542	0,222	
Aluminium	0,192 - 0,412	0,425	

Referenz: Normal (-) Leicht abweichend (+) Gemäßigt abweichend (++) Stark abweichend (+++)

Blei: 0,052-0,643 (-) 0,643-1,005 (+) 1,005-1,582 (++) >1,582 (+++)

Quecksilber: 0,013-0,336 (-) 0,336-0,721 (+) 0,721-1,043 (++) >1,043 (+++)

ich gespannt, ob meine Werte beim nächsten Test deutlich geringer sind.

https://www.businessinsider.de/wissenschaft/superfood-mit-nervengift-stanford-forscher-entdecken-blei-in-kurkuma-2019-9

Denn ich werde das Gewürz, das ich täglich in Bioqualität verwendete, stark reduzieren. Eine Bleivergiftung beginnt mit Durchfall, Abgeschlagenheit, Kopf- und Gliederschmerzen und kann, je nach Dosis, tödlich enden. Das zu den Übergangsmetallen zählende Kadmium schwächt das Immunsystem und führt zu Erkrankungen des Herz-Kreislauf- und des Nervensystems. Auch beeinträchtigt es die Knochen und die Filterfunktion der Nieren.

Es gibt aber auch wie gesagt Metalle, die unser Körper als Spurenelemente dringend benötigt. Zink, das zum Beispiel in Tomaten und Haferflocken steckt, ist wichtig für unseren Muskelaufbau. Und das in Nüssen enthaltene Kupfer brauchen wir für die Zellatmung. Aber auch hier gilt: Es kommt auf die Dosis an.

Heilung von Arthrose durch Proteine, Magnesium & Vitamin C

Diese degenerative Erkrankung *„gilt allgemein als chronisch fortschreitende Verschleißerkrankung der Gelenke, die zu Deformationen und einer vollständigen Zerstörung der Gelenke führt."* Prof. hos. Dr. med. Jürgen Fischer, Facharzt für Orthopädie und Unfallchirurgie sieht als häufigste Ursache neben Verletzungen *„genetische Faktoren, Fehlstellungen der Gelenke, Überlastungsschäden und Stoffwechselerkrankungen."* Fischer zählt zu den häufigsten konservativen Behandlungsverfahren *„Bewegungstherapien, Stütz- und Entlastungsbandagen, physikalische Anwendungen und Medikamente."* Ich werde Ihnen nun nicht alle negativen Nebenwirkungen aufzählen, mit denen Sie durch Kortison & Co. rechnen können. Vielmehr will ich Ihnen einen anderen Ansatz nahebringen. Prof. Fischer sagt, dass *schädigende Medikamente wie Kortison o. Ä.* vermieden werden und die körpereigenen Regenerationsprozesse optimal zur Reparatur benutzt werden können.

www.schmerzzentrum-da.de/assets/pdfs/161130-gesund-leben-heute.pdf

Doch mit keiner Silbe erwähnt der Mediziner, dass Patienten auch ganz einfach mit einer Ernährungsumstellung geheilt werden können. Ob dies nun im Konflikt der Interessen gründet oder darin, dass er, wenn überhaupt, nur vier Stunden Ernährungslehre in der Ausbildung genossen hat, bleibt den geneigten LeserInnen überlassen.

Wie es durch Ernährungsfehler zu Arthrose-Beschwerden kommt, zeigte bereits 1981 die heute 96-jährige Spanierin Ana Maria Lajusticia Bergasa in ihrem Buch *Kampf der Arthrose.* Aufgrund ihrer Erfahrung und der ihr bekannten Fälle ist die Gelenkabnutzung Folge eines Mangels an Proteinen, Magnesium und/oder Vitamin C. Denn die Knorpel sind aus diesen Nahrungsbestandteilen aufgebaut. Und sie können nur dann regenerieren, wenn das Blut ihnen diese Stoffe liefert. Bereits der Mangel an einem dieser drei Bestandteile kann den Knorpel abnützen und die damit verbundene Entkalkung die Wirbelsäule degenerativ verändern. (S. 56 f.)

Da ich vor einigen Jahren bis zu fünf Bücher pro Jahr schrieb, hat sich auch der Knorpel an meinen Handgelenken, vor allem rechts abgenutzt. Angelika Pape stellte via Bioscan fest, dass mir de facto Magnesium und Vitamin C fehlten. Der erste Test am 4.2.19 ergab 0,551 (normal 0,568-0,992).

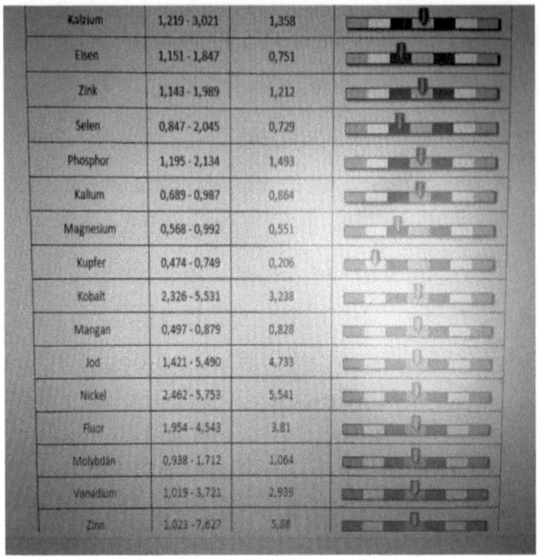

Kalzium	1,219 - 3,021	1,358	
Eisen	1,151 - 1,847	0,751	
Zink	1,143 - 1,989	1,212	
Selen	0,847 - 2,045	0,729	
Phosphor	1,195 - 2,134	1,493	
Kalium	0,689 - 0,987	0,864	
Magnesium	0,568 - 0,992	0,551	
Kupfer	0,474 - 0,749	0,206	
Kobalt	2,326 - 5,531	3,238	
Mangan	0,497 - 0,879	0,828	
Jod	1,421 - 5,490	4,733	
Nickel	2,462 - 5,753	5,541	
Fluor	1,954 - 4,543	3,81	
Molybdän	0,938 - 1,712	1,064	
Vanadium	1,019 - 3,721	2,939	
Zinn	1,023 - 7,627	5,88	

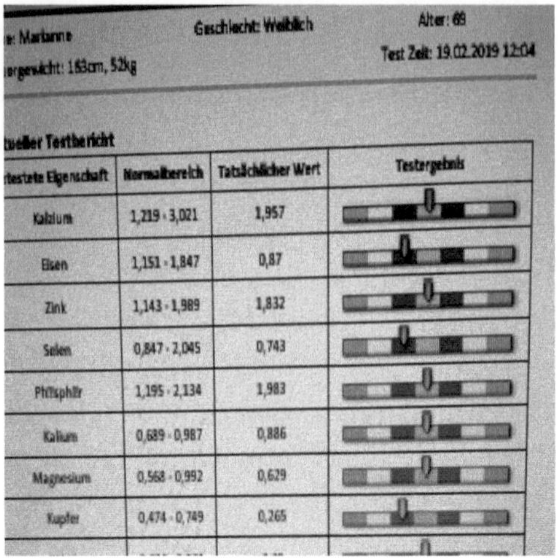

…e: Marianne Geschlecht: Weiblich Alter: 69
…ergewicht: 183cm, 52kg Test Zeit: 19.02.2019 12:04

…tueller Testbericht

…testete Eigenschaft	Normalbereich	Tatsächlicher Wert	Testergebnis
Kalzium	1,219 - 3,021	1,957	
Eisen	1,151 - 1,847	0,87	
Zink	1,143 - 1,989	1,832	
Selen	0,847 - 2,045	0,743	
Phosphor	1,195 - 2,134	1,983	
Kalium	0,689 - 0,987	0,886	
Magnesium	0,568 - 0,992	0,629	
Kupfer	0,474 - 0,749	0,265	

Der zweite Test, nur 16 Tage danach, am 20.2.19 ergab bereits ein Ergebnis im unteren Normbereich: 0,629. Die dritte Messung am 18.11.19, also 9 Monate später ergab 0,64. Es geht also nur langsam voran. Noch langsamer geht es mit dem Vitamin C: erster Test 3,706 (normal 4,548-5023); zweiter Test nach 16 Tagen 3,719; dritte Messung nach neun Monaten: 3,773.

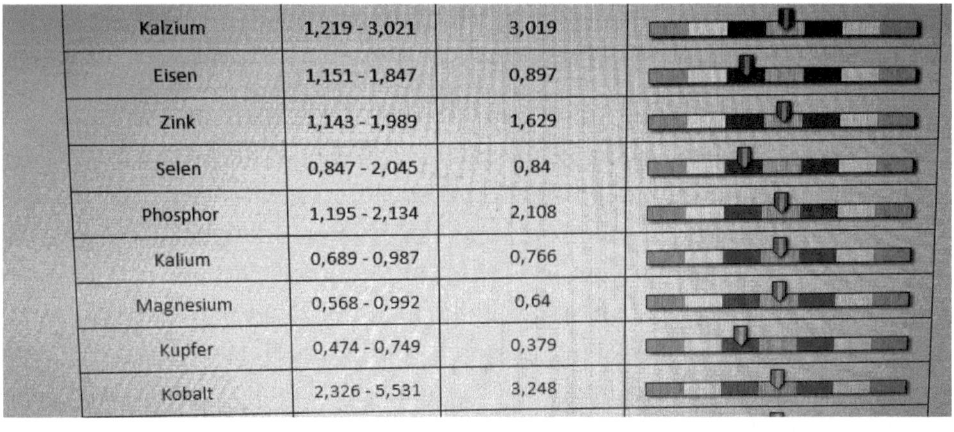

Kalzium	1,219 - 3,021	3,019	
Eisen	1,151 - 1,847	0,897	
Zink	1,143 - 1,989	1,629	
Selen	0,847 - 2,045	0,84	
Phosphor	1,195 - 2,134	2,108	
Kalium	0,689 - 0,987	0,766	
Magnesium	0,568 - 0,992	0,64	
Kupfer	0,474 - 0,749	0,379	
Kobalt	2,326 - 5,531	3,248	

Da ich immer noch, wenn auch etwas geringere Schmerzen habe, hoffe ich, dass es noch besser wird, wenn Vitamin C wieder im Normbereich ist.

Mittlerweile, nach dem dritten Test mangelt es meinem Knorpel im Handgelenk offenbar nur noch an Vitamin C. Und ich bin gespannt, ob meine chronischen Schmerzen tatsächlich ganz verschwunden sein werden, sobald mein Vitamin-C-Speicher gefüllt ist. Die Madrider Biochemikerin spricht ja auch in ihrem Buch von zwei Jahren, je nach Dauer der Entzündung. Und bei mir fing es ja schon 2004 am 80. Geburtstag meiner Mutter an, nachdem ich für mehr als 40 Personen das Essen zubereitet hatte.

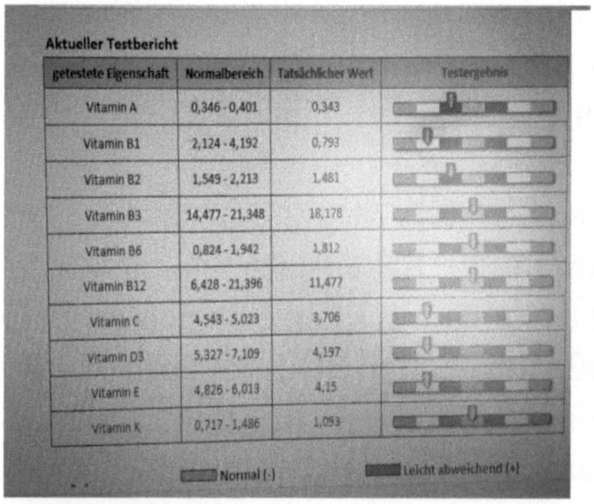

Aktueller Testbericht

getestete Eigenschaft	Normalbereich	Tatsächlicher Wert	Testergebnis
Vitamin A	0,346 - 0,401	0,343	
Vitamin B1	2,124 - 4,192	0,793	
Vitamin B2	1,549 - 2,213	1,481	
Vitamin B3	14,477 - 21,348	18,178	
Vitamin B6	0,824 - 1,942	1,812	
Vitamin B12	6,428 - 21,396	11,477	
Vitamin C	4,543 - 5,023	3,706	
Vitamin D3	5,327 - 7,109	4,197	
Vitamin E	4,826 - 6,013	4,15	
Vitamin K	0,717 - 1,486	1,093	

Normal (-)   Leicht abweichend (+)

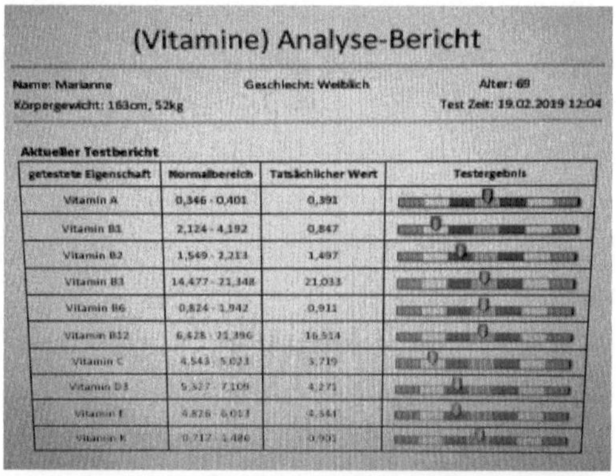

(Vitamine) Analyse-Bericht

Name: Marianne   Geschlecht: Weiblich   Alter: 69
Körpergewicht: 163cm, 52kg   Test Zeit: 19.02.2019 12:04

Aktueller Testbericht

getestete Eigenschaft	Normalbereich	Tatsächlicher Wert	Testergebnis
Vitamin A	0,346 - 0,401	0,391	
Vitamin B1	2,124 - 4,192	0,847	
Vitamin B2	1,549 - 2,213	1,497	
Vitamin B3	14,477 - 21,348	21,033	
Vitamin B6	0,824 - 1,942	0,911	
Vitamin B12	6,428 - 21,396	16,514	
Vitamin C	4,543 - 5,023	3,719	
Vitamin D3	5,327 - 7,109	4,271	
Vitamin E	4,826 - 6,013	4,541	
Vitamin K	0,717 - 1,486	0,901	

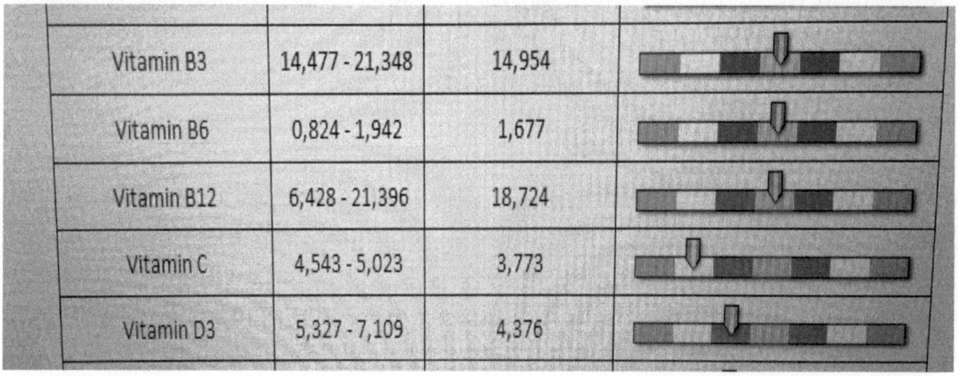

Vitamin B3	14,477 - 21,348	14,954	
Vitamin B6	0,824 - 1,942	1,677	
Vitamin B12	6,428 - 21,396	18,724	
Vitamin C	4,543 - 5,023	3,773	
Vitamin D3	5,327 - 7,109	4,376	

Der folgende Erfahrungsbericht der bekannten Ernährungsberaterin über ihre erfolgreiche Behandlung nach den Erkenntnissen der Biochemie lehrt uns, dass es im Grunde recht einfach ist, gesund zu werden und zu bleiben. Als sie 43-jährig einen berühmten Chirurgen aufsuchte, sagte ihr dieser, ihre Knochen seien so morsch und brüchig wie die einer 87-jährigen Frau. Die Kortikoide verursachten bei ihr u. a. einen Diabetes. Deshalb wechselte sie von ihrem üblichen Frühstück, mit Kaffee, Weißbrot und Marmelade, auf Ei, Schinken, Vollkornbrot, Obst und Tee. Auch aß sie nicht mehr das zu jeder Mahlzeit gereichte Weißbrot. Zwischendurch naschte sie Mandeln, Hasel- und Walnüsse und eine mit Cyclamat gesüßte Schokolade. Ohne es zu wissen, nahm sie nun Lebensmittel zu sich, die besonders viel Magnesium enthalten. Dazu Proteine und Vitamin C durch die Früchte.

Ana Maria Lajusticia Bergasa wollte damals wegen ihres Diabetes Ernährungswissenschaft studieren. Doch obwohl ein solches Fach das wohl wichtigste wäre, weil ja unsere Gesundheit vornehmlich von einer optimalen Ernährung abhängt, wurde es damals an keiner spanischen Hochschule gelehrt, nicht einmal im Medizinstudium.

Als die Spanierin im Buch eines Jesuiten las, dass Magnesiumsalze gegen Furunkel gut seien und ihr Gesicht seit ihrem 20. Lebensjahr wie eine Kraterlandschaft aussah, probierte sie ohne Überzeugung Magnesiumchlorid als letztes Mittel. Alle therapeutischen Maßnahmen der Schulmedizin hatten keine Heilung gebracht. (Bei Furunkeln wird in der Regel ein kleiner Schnitt durchgeführt, damit der Eiter ablaufen und die Wunde abheilen kann. Auch werden bei Abwehrschwäche oder Fieber Antibiotika verschrieben.)

Bereits nach wenigen Wochen waren die Furunkel und die Schmerzen weg. Ein halbes Jahr nach der Einnahme konnte Frau Bergasa wieder arbeiten! Sie berichtet in ihren Büchern auch mehrfach über Zysten in der Brust, die schon nach einer Behandlung mit Magnesiumchlorid verschwanden. Magnesium lindert auch Prostataleiden. Auch kann ein Magnesiummangel zu Darmproblemen wie Zöliakie, Kolitis und chronische Darmschleimhautentzündung führen. Ferner hilft Magnesium bei Stress, Nervenleiden und einer ganzen Reihe anderer Beschwerden. (Bergasa 1981, 2015)

Hier sei noch erwähnt, dass mein Körper vermutlich noch weiß, was ihm fehlt. Denn schon seit einiger Zeit habe ich das Bedürfnis, meine Müslis und Desserts mit Kakao sowie vielen Nüssen und Mandeln zu genießen. Ob mein Verlangen nach magnesiumhaltigen Lebensmitteln gereicht hätte, meinen Magnesiummangel auszugleichen, kann ich Ihnen nicht sagen, da ich seit meinem ersten Bioscan-Test zusätzlich Magnesium-Citrat-Pulver nehme. Dazu würde ich auch jedem meiner LeserInnen raten. Denn nicht jeder Körper ist mehr in der Lage, Heißhunger auf Lebensmittel zu entwickeln, die das Fehlende enthalten.

Das Problem orthodoxer medizinischer Behandlungen ist, dass chemische Medikamente die Vitalstoff-Speicher des Körpers noch mehr entleeren. Auch verwenden Schulmediziner Behandlungsverfahren, die selbst Krebs verursachen, um dann wieder Krebs zu behandeln. Ein Paradebeispiel ist die Mammografie. Jede röntgenologische Untersuchung der Brust erhöht das Brustkrebsrisiko einer Frau durch die Strahlung um 5 %. Auch führen Mammografien häufig zur Über-Diagnose und unnötiger Behandlung. Noch widriger wird es mit den CAT und PET Scans. Sollen Strahlendiagnosen und -therapien uns schneller und sozial verträglicher ins Grab bringen? Die Quecksilber enthaltenen Energiesparlampen offenbar auch.

Es dürfte jedem klar sein, was mit gesunden Menschen passiert, die sich von Ärzten ständig mit gefährlichen, Krebs verursachenden Strahlen untersuchen lassen. Oder jenen, die es Zahnärzten erlauben, Krebs verursachendes Quecksilber in ihre Zähne zu pressen. Wenn sie dann sehr fest kauen, kann ein feiner Amalgam-Krümel enthaltener Abrieb entstehen. Siehe hierzu auch Teil VII. WIE WIR SCHADSTOFFE RICHTIG AUSSCHEIDEN.

Entzündungshemmende Omega-3-Fett-Quellen verwenden, entzündungsfördernde Omega-6-Fett-Quellen meiden!

Erst kürzlich haben Wissenschaftler herausgefunden, wie wichtig das Verhältnis von Omega-3-Fettsäuren (maßgeblicher pflanzlicher Vertreter ist die Alpha-Linolensäure) zu Omega-6-Fettsäuren (wichtigster pflanzlicher Vertreter ist die Linolsäure) ist. Je höher der Omega-6-Gehalt von Öl, Nüssen oder Samen, desto eher müssen Sie mit Entzündungen rechnen.

diepresse.com/home/panorama/gesundheit/3818145/Gift-oder-Medizin_Oel-kannbeides-sein

Vor Kurzem musste ich die Auswirkungen des im Missverhältnis konsumierten Öls selbst am eigenen Körper schmerzhaft erfahren. Mein Leinöl (Verhältnis 3:1) war zu bitter, sodass ich vorübergehend Sesamöl nahm (1:22). Noch weit mehr entzündungsfördernd sind Maiskeimöl mit 1:52 und Sonnenblumenöl mit 1:120.

Ich verwende nur frisch gepresstes Leinöl aus regionalen Ölmühlen, in Deutschland lebend z. B. von reform-oelmühle.de oder oelmühle-solling.de und warte stets auf das neue Öl.

Ich hätte nie gedacht, dass ich nach so vielen Jahren mal wieder Sinusprobleme habe. Dennoch litt ich an einer Nasennebenhöhlenentzündung. Zuerst dachte ich an eine Jarisch-Herxheimer Reaktion, da ich durch die vielen zusätzlichen Mikronährstoffe mein Immunsystem aufgebaut habe. Nach einer Abwehrschlacht der weißen Blutzellen müssen die Bakteriengifte aus dem Blut transportiert werden. Da kann es zu allen möglichen Ausscheidungssymptomen kommen. Aber schmerzhaft sind diese Herx in der Regel nicht.

Omega-6-Fettsäuren senken bekanntlich das schlechte LDL-Cholesterin. Sie sind aber, wie wir nun wissen, nur im richtigen Verhältnis genossen gesund. Zu viel davon kann sich zu einem gefährlichen Entzündungssprengstoff entwickeln.

Markus Metka, Präsident der *Österreichischen Anti-Aging-Gesellschaft,* sagt, „mit falschen Fetten kann man sich schon umbringen, wenn man sie lange genug konsumiert. Die guten Öle können indes geradezu Arznei sein“. Metka bedauert, dass in Österreich Sonnenblumen- und Maiskeimöl rund 80 Prozent des Gesamtumsatzes ausmachen. Er nennt die Auswirkungen dieser Öle „silent inflammation“, jene stillen, heimlich schwelenden Entzündungen, die Herzinfarkt, Schlaganfall und Krebs begünstigen.

Ich nehme jeden Tag einen EL Leinöl zu mir, für Salate verwende ich Raps- oder Hanföl und zum Dünsten und Braten Olivenöl, Raps- oder Kokosöl, alle Öle in Bio-Qualität. Sobald ich aber am rechten Handgelenk oder am Zahn Entzündungsschmerzen verspüre, nehme ich neuerdings nur noch Leinöl. Warum erkläre ich weiter unten.

Wenn Sie die übliche amerikanische Fast-Food-Ernährung lieben, befinden Sie sich mit einem Verhältnis von 1 (Omega 3) zu 50 (Omega 6) bereits mit einem Bein im Jenseits. Zwar lebt es sich ohne den leidigen Leib leichter, aber die meisten Menschen fürchten sich vor diesem Wandel und sollten dann besser mehr Omega-3-Fettsäuren konsumieren. Die optimale Relation von ca. 3:1 bietet das Leinöl, wobei es sich bei den Omega-3-Fettsäuren um Alpha-Linolensäuren handelt. Bei Hanf- und Rapsöl ist das Verhältnis ca. 1:3 auch bestens, Walnussöl 1:4 und Olivenöl ca. 1:10. Der Fettanteil der

Avocado weist ebenfalls eine Relation von 1:10 auf. Wenn Sie demnach viele Avocados essen, können Sie auch zu viel der Sechser-Säure zu sich nehmen. Oder, um es wieder mit Paracelsus auszudrücken: Die Menge macht das Gift. Schützen Sie also besser mit Omega-3-Fettsäuren unter anderem Ihr Herz, Ihr Hirn und Ihre Arterien. Und, wenn Sie die gefährlichen stillen Entzündungen stoppen wollen, kommen Sie um Leinöl nicht herum. Ich stelle das immer wieder fest, wenn ich auf das frische Leinöl warte. Aber darauf musste ich erst einmal kommen. Ich habe ein Implantat und manchmal verspüre ich leichte Schmerzen. Irgendwann fiel mir auf, dass es mit meiner Ernährung zu tun hat. Entweder, wenn gerade wieder die Avocados im Sonderangebot waren oder ich kein Leinöl hatte.

Leinöl ist die einzige pflanzliche Omega-3-Fett-Quelle, die mehr Omega-3- als Omega-6-Fette liefert. Es enthält auch viel Vitamin E. Doch leider weist das Leinöl auch negative Seiten auf: Durch die langkettigen, mehrfach ungesättigten Fettsäuren ist es extrem hitzeempfindlich und eignet sich nur für die kalte Küche. Ist die Flasche einmal offen, wird es zudem schnell ranzig. Aber, wenn Sie es wie ich machen, sollten Sie keine Einbußen haben:

Ich bestelle meist 3 Flaschen á 750 ml. Eine Flasche öffne ich und fülle den Inhalt in kleine Schraubgläschen. Eins davon stelle ich in den Kühlschrank, den Rest und die noch vollen Flaschen kommen ins Gefrierfach.

Um das gesundheitliche Potenzial voll ausnutzen zu können, empfiehlt es sich, immer mehrere gesundheitsfördernde Ölsorten im Hause zu haben.

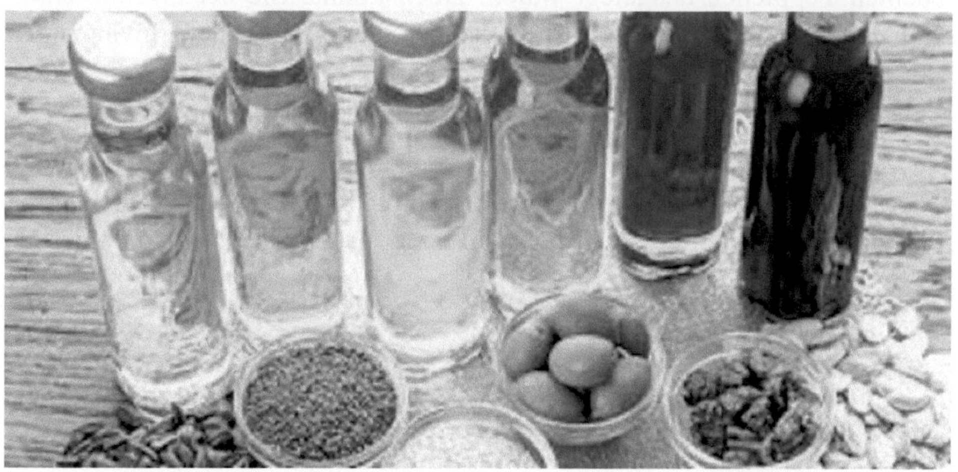

V. WIEDER JUNG MIT SIEBEN ESSENZIELLEN, STRUKTURIERTEM WASSER UND NAHRUNGSERGÄNZUNGEN

Sieben essenzielle Verhaltensweisen halten uns gesund

Wahre Heilung meistert unser Körper selbst, wenn wir der Schöpfung vertrauen. Durch eine gesunde Lebensweise sorgen wir für ein starkes Immunsystem, das allen Krankheiten trotzt und alle schädlichen Eindringlinge rasch und effizient erledigt. Leben wir natürlich, dann können wir auf unseren inneren Heiler vertrauen. Denn die Schöpfung ist vollkommen. Nur wir machen Fehler, die eben auch zu Pandemien führen können.

Wenn Sie sich einmal nicht wohlfühlen, gehen Sie einfach Ihre persönliche Checkliste durch und fragen sich: Welche der „Sieben Essenziellen“ habe ich vernachlässigt? Frische Luft und Sonne, natürliche Ernährung, regelmäßige Bewegung, reines Wasser, ausreichend Schlaf und Ruhepausen, freudvolle Beschäftigung und positive Gedanken (Gebet, Meditation etc.).

Leiden Sie z. B. unter Kopfschmerzen, finden Sie heraus, ob es Ihnen an Ruhe, frischer Luft oder Bewegung mangelt. Oder vielleicht haben Sie zu wenig Wasser getrunken, bzw. sich in verrauchten Räumen aufgehalten. Vielleicht hielt Sie Ihr Computer oder Fernseher zu lange in elektromagnetischem Bann. Oder Sie hielten sich in Räumen auf, die mit Chemikalien verseuchten Teppichen ausgelegt waren. Auch könnte Sie der ätzende Holzschutz eines Möbelstücks beeinflusst haben. Oder schädliche Schwingungen beim Besuch einer Messe, eines Jahrmarkts oder eines Klubs.

Die Ursachen von Kopfschmerzen und Nervosität haben meist mit irgendeiner Form von Belastung zu tun. Gehen Sie mit chemischen Keulen dagegen an, bedeutet das noch mehr Stress für Ihren Körper. In aller Regel sind die sanften, auf Erfahrungsheilkunde gründenden, therapeutischen Maßnahmen ohnehin effizienter.

Folgende Links führen Sie zu Infos das nächste Kapitel betreffend:
www.dr-minas.de/tl_files/Downloads/Boraxverschwoerung.pdf
marianne-e-meyer.com/2013/08/12/borax-verbanntes-hausmittel-als-heilmittel-wiederentdeckt-borax-banned-domestic-remedy-rediscovered-as-cure/

In 80 Tagen von achtzig zurück auf dreißig?

Im folgenden Kapitel erfahren Sie, wie Sie mit organischem Schwefel optimal gesund werden. Aber als Erstes ist es wichtig, mit strukturiertem Wasser und Säure drei bis vier Wochen lang Kalk aus Bindegewebe und Gelenken zu lösen.

Dazu brauchen Sie nur jeden Morgen ein Glas Wasser mit Zitrone oder Apfelessig zu trinken. Wenn der Kalk weg ist, trinken Sie eine Woche lang morgens und abends eine Sole mit hochwertigem Salz, z. B. Himalaja- oder Steinsalz. Dann gibt es 6 Wochen lang morgens und abends 1 Teelöffel organischen Schwefel (MSM bzw. Methylsulfonylmethan), natürlich auch in Clusterwasser. Danach verrühren Sie 1 Teelöffel Borax und 2 Teelöffel Magnesiumcitrat auf ein 1½-l-Einweckglas Wasser, mit Holzlöffel verrühren, bis es klar ist. Nur dann können es die Zellen aufnehmen. 1 Glas schluckweise über den Tag verteilt bis 16:00 Uhr 4-5 Mal pro Woche 2-3 Wochen lang trinken. Dieses Entkalken aktiviert die Zirbeldrüse. Dadurch erhalten Sie eine besonders klare Wahrnehmung.

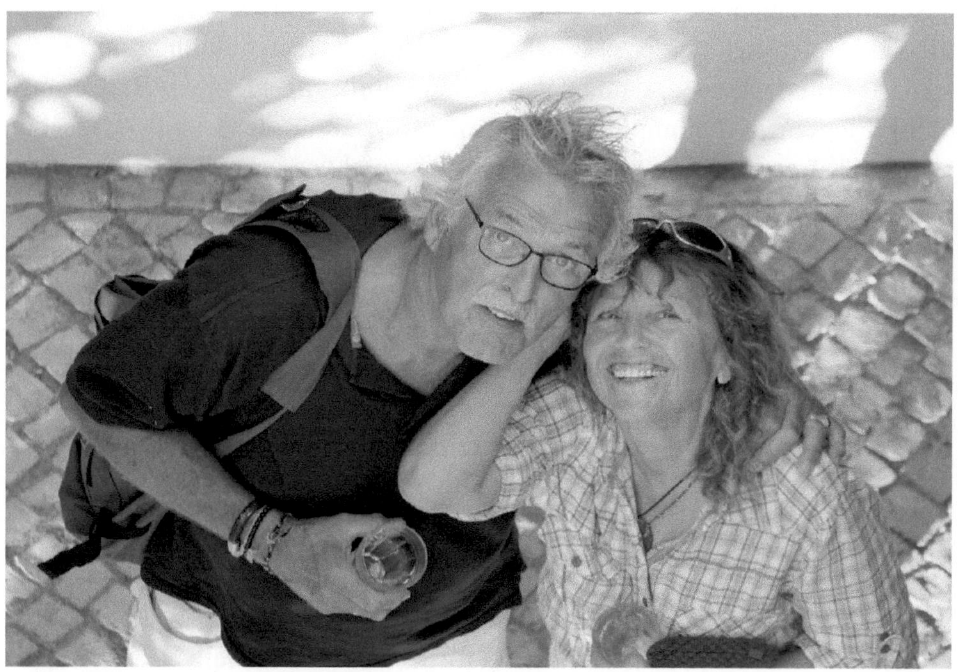

Schwefelmangel tut weh: MSM, Schmerzmittel ohne Nebenwirkungen

Die organische Schwefelverbindung Methylsulfonylmethan wurde in den USA bereits vor rund dreißig Jahren als schmerzlindernde Nahrungsergänzung gehandelt. Einzeln und in Kombination mit sekundären Pflanzenstoffen, die in Algen, Beeren und Wildkräutern vielzählig vorhanden sind, soll MSM bei Arthritis von Vorteil sein. MSM ist auch ein wichtiger Bestandteil für den Stoffwechsel und begünstigt den Aufbau von Collagen.

Stanly W. Jacob und seine Autoren-Kollegen berichten in *The Miracle of MSM* von 15.000 Patienten mit verschiedensten Erkrankungen, die bei einer täglichen Dosierung von 250 mg bis 750 mg MSM bereits Heilerfolge erzielen konnten. Selbst bei Dosierungen von bis zu 5 g traten keine Nebenwirkungen auf. Er berichtete, dass auch die Behandlung von Allergie-Patienten aller Art erstaunliche Verbesserungen erzielten. MSM wirkte wie gängige Antihistamin-Medikamente, aber ohne Nebenwirkungen. Auch ergaben Studien mit MSM verbesserte Durchblutung und Wundheilung. Und eine neuere Studie bestätigte dem organischen Schwefel eine antioxidative Wirkung.

Schwefelmangel ist verbreiteter als in Fachkreisen angenommen. Symptome sind Gelenkschmerzen, Leberprobleme, Akne, Durchblutungsstörungen, schlaffes Bindegewebe, Grauer Star, Depression, Angstgefühle, Blässe, brüchige Fingernägel, stumpfes Haar u. a. MSM kann diese Leiden beheben und den Körper mit dem erforderlichen Schwefel versorgen.

Freie Radikale, Abnutzung, Verschleiß und Passivität zählen zu den Ursachen des biologischen Alterns. Gegen aggressive Sauerstoffverbindungen können wir Radikalfänger konsumieren, also Beeren, Bohnen, Pflaumen, Äpfel und Pfirsiche. Gegen Abnutzung und Verschleiß und die damit verbundenen Schmerzen verzehren wir besser mehr schwefelhaltige Lebensmittel oder führen am besten eine Schwefelkur durch. Im Gegensatz zu Schmerzmitteln ist MSM völlig ungefährlich.

Die organische Verbindung aus Schwefel und Methylgruppen kommt in pflanzlichen, tierischen und menschlichen Organismen vor. Der menschliche Körper besteht zu rund 0,25 Prozent aus Schwefel. Dieser befindet sich vor allem im Bindegewebe, in Knorpel und Haut sowie in Haaren und Nägeln. In Aminosäuren enthalten, fördert das essenzielle Element den

Eiweißstoffwechsel und das Entgiften. Als Schmerzmittel hilft MSM bei Erkrankungen des Bewegungsapparats wie rheumatoide Arthritis (Arthrose), Arthritis, Schmerzen im Bereich des unteren Rückens, Sportverletzungen, Muskelkrämpfe und -schmerzen sowie Fibromyalgie, (Faser-Muskel-Schmerz), Tendinitis (Sehnenentzündung), Bursitis (Schleimbeutelentzündung) und beim mit Kribbelgefühl in den Fingern verbundenen Karpaltunnelsyndrom. Auch die Nerven brauchen Schwefel, besonders bei Stress. Selbst das Schnarchen kann intranasal durch ein Stück mit Schwefellösung getränktem Zellstoff verringert werden.

In einer randomisierten, doppelblinden, placebokontrollierten klinischen Pilotstudie untersuchten Forscher des *Southwest College of Naturopathic Medicine and Health Sciences* in Tempe, Arizona, die Wirksamkeit von Methylsulfonylmethan (MSM) bei Arthroseschmerzen im Knie. Dabei handelt es sich um die häufigste Form von Gelenkentzündung und die zweithäufigste Ursache für langfristige Behinderung unter Erwachsenen mittleren und älteren Alters in den Vereinigten Staaten.

Fünfzig Männer und Frauen im Alter zwischen 40 und 76 mit Osteoarthritis-Schmerzen im Knie erhielten ambulant 12 Wochen lang zweimal täglich MSM je 3 g bzw. Placebo. Die Forscher überprüften das Ergebnis der Nahrungsergänzung anhand eines Fragebogens mit 24 Fragen bezüglich Schmerzen, Gelenksteife und körperliche Leistungsfähigkeit der Arthrose-Patienten. Im Vergleich zu Placebo hatten sich die Schmerzen bei den Teilnehmern der MSM-Gruppe verringert. Auch wurde mit dem SF-36-Fragebogen eine erhebliche Verbesserung der körperlichen Funktionsfähigkeit gemessen. (Kim, LS et al. 2006)

Am besten Sie testen den nebenwirkungsfreien organischen Schwefel selbst, denn Sie lernen idealerweise von Ihren eigenen Erfahrungen. (Meyer 2016, S. 68 f.)

DMSO gilt als Wundermittel gegen Entzündungsschmerzen

Auch DMSO (Dimethylsulfoxid) wird wegen seines Potenzials bei vielfältigen Beschwerden durch seine entzündungshemmende, antioxidative und antimikrobielle Wirkung insbesondere bei entzündlichen Gelenkerkrankungen, wie Arthritis und Arthrose, Rheuma und Schmerzen jeglicher Art genutzt. Die US-amerikanische Arzneimittelbehörde FDA hat DMSO bisher allerdings nur zur Therapie der interstitiellen Zystitis, also einer chronischen Entzündung der Blasenwand zugelassen.

DMSO eignet sich vor allem als Arznei zur Behandlung lokaler Schmerzzustände, wie Sportverletzungen oder rheumatische Beschwerden. Da es bei Blutergüssen zu raschem Abschwellen beiträgt, hilft es besonders bei Verletzungen in Kampfsportarten. (Krüger 2013)

Eine brasilianische Studie zeigte, dass DMSO-Gel und therapeutischer Ultraschall gegenüber anderen Behandlungsformen bzw. keiner Behandlung deutlich bessere Ergebnisse im Hinblick auf das Abschwellen stumpfer Verletzungen aufweisen. (Silveira et al. 2009)

Da DMSO die Aufnahmefähigkeit der Haut z. B. für pharmazeutische Wirkstoffe erhöht, dient es als Trägersubstanz für Salben, Gele und Tinkturen zum Einschleusen der Wirkstoffe, wie etwa schmerzstillende Mittel oder Blutgerinnungshemmer. Mit DMSO werden also Wirkstoffe durch die Haut gut vom Organismus aufgenommen. Es wird vor allem bei entzündlichen Gelenkerkrankungen, also Arthritis bzw. Arthrose, Rheuma sowie Verletzungen und Schmerzen aller Art genutzt.

DMSO ist in flüssiger Reinform (99,9 %) sowie in Form von Salben, Gels oder Sprays erhältlich.

Die vielen heilenden Wirkungen des CBD-Öls (Cannabidiol)

Die Wirkung der öligen Substanz Cannabidiol ist schon einigermaßen gut erforscht. Die Weltgesundheitsorganisation WHO hat sich dem CBD besonders intensiv angenommen. CBD hat keine psychoaktive Wirkung, da es nicht in den Drogenhanfsorten THC (Tetrahydrocannabinol) zu finden ist, sondern überwiegend in Faserhanf. Hanf ist also nicht, wie viele glauben, mit Marihuana gleichzusetzen. So gehört die mit dem höchsten CBD-Gehalt gezüchtete Cannabis Sativa nicht zu den Drogen, enthält aber zahlreiche essenzielle Nährstoffe, die der Körper nicht selbst herstellen kann.

Vor Jahrzehnten kam bereits zum Vorschein, dass CBD einige Wirkungen von THC hemmt, wie etwa den psychischen Einfluss, die Steigerung der

Herzfrequenz und die Appetitzunahme. Daher wird es z. B. zur Behandlung von Übergewicht angewendet. Auch kann CBD die Konzentration von Andanamid steigern. Klinische Studien zeigen, dass es durch den erhöhten Andanamid-Spiegel im Nervenwasser oder auch im Gehirn zu einer antipsychotischen Wirkung bei Patienten mit Schizophrenie kommen kann.

CBD hat auch eine schmerzstillende und entzündungshemmende Wirkung und hilft dabei, die Vermehrung bestimmter Hirntumorzellen abzuwehren.

Algenöl für gute Gehirn-, Augen- und Herzfunktion

Die mehrfach ungesättigte Fettsäure DHA kommt in der Natur vor allem in fettem Seefisch, wie z. B. Lachs oder Makrele vor. Die Fische nehmen DHA über ihre Nahrung auf, die größtenteils aus Algen besteht.

Algenöl ist eine ausgezeichnete pflanzliche Alternative, um sich mit der gesunden Omega-3-Fettsäure zu versorgen. Es wird in einem kostspieligen Verfahren direkt aus Algen gewonnen.

Die meisten Menschen nehmen zu wenig DHA über die Ernährung ein. Das ist häufig der Grund für frühzeitiges Altern mit Gedächtnis- und Sehproblemen. Denn bis zu 97 % der Omega-3-Fettsäuren des Gehirns und bis zu 93 % der Netzhaut bestehen aus DHA.

Der menschliche Körper kann Omega-3-Fettsäuren nicht selbst herstellen. und wir sind daher darauf angewiesen, diese mit der Nahrung aufzunehmen. Der Organismus wandelt Omega-3-Fettsäuren in hormonähnliche Substanzen um: die Eicosanoide und Docosanoide. Diese sogenannten Botenstoffe wirken entzündungshemmend. Daher eignen sie sich zur Unterstützung der Behandlung entzündlicher Erkrankungen wie der rheumatoiden Arthritis. Zudem erweitern sie die Blutgefäße und verringern damit das Thromboserisiko. Auch senken sie die Blutfettwerte.

Folgender Link führt Sie zu den besten zehn Omega-3-Ölen von 2020: www.vergleich.org/algenoel

VI. GLYKÄMISCHER INDEX UND GLYKÄMISCHE LAST HABEN ENORMEN EINFLUSS AUF DIE GESUNDHEIT

Mit dem glykämischen Index oder kurz GI, auch als Glyx bezeichnet, bestimmen wir die Wirkung eines Kohlenhydrat-Lieferanten auf den Blutzuckerspiegel. Je höher der Wert ist, desto höher steigt der Blutzucker nach dem Essen. Dem glykämischen Index von Nahrungsmitteln kommt eine immer größere Bedeutung zu. Bei vielen Ernährungsprogrammen ist er die Grundlage für die Wahl der Nahrungsmittel.

In Kohortenstudien wurden große Gruppen von Personen über viele Jahre beobachtet, um festzustellen, welche Nahrungsmittel zu bestimmten Erkrankungen führen. Diese zeigten, dass vor allem industriell verarbeitete Nahrung mit hohen GI-Werten Fettsucht, Herzerkrankungen durch Arteriosklerose und Diabetes verursachen.

In einer aktuellen Kohortenstudie fanden zwölf US-amerikanische Forscher an 10 Universitäten unter Gangwisch heraus, dass raffinierte Kohlenhydrate auch Schlaflosigkeit auslösten. Das Forscherteam sammelte Daten von mehr als 50.000 Teilnehmern der Frauengesundheitsinitiative, die Ernährungstagebücher erstellt hatten. Die Wissenschaftler konnten zeigen, dass Frauen mit einem höheren glykämischen Index in der Nahrung wahrscheinlicher Schlaflosigkeit entwickeln. Sie fanden heraus, dass, wenn die Frauen komplexe Kohlenhydrate, also z. B. ganze Früchte anstatt von Säften, verzehrt hatten, sie weniger an Schlaflosigkeit litten. (Gangwisch et al. 2019)

Der GI misst also die Blutzuckerwirksamkeit der Nahrung. Je größer dieser Wert ist, desto eher nehmen wir zu. Empfehlenswert sind Nahrungsmittel mit einem niedrigen GI, nicht zu empfehlen sind solche mit einem hohen. Diese Regel ist nur eine grobe Richtlinie. Doch da es auch auf den Kohlenhydrat-Anteil je 100 g eines Lebensmittels ankommt, tauchen einige Inkonsistenzen auf. Diese lassen sich mit der Berechnung der glykämischen Last (GL) vermeiden, die die Kohlenhydrat-Dichte einzelner Lebensmittel einbezieht. Zum Beispiel haben gekochte dicke Bohnen und Popcorn etwa den gleich hohen glykämischen Index von 80 und 85. Doch die Kohlenhydrat-Dichte liegt bei den Bohnen mit 8,8 pro 100 g Lebensmittel deutlich unter der des Popcorns mit 59,5 g pro 100 g. Die glykämische Last ist im Vergleich bei den Bohnen deutlich geringer als beim Popcorn. Deshalb bewirken 100 g verzehrte gekochte Bohnen einen erheblich geringeren Anstieg des Blutzuckerspiegels als 100 g Popcorn, obwohl der gleiche glykämische Index zugrunde liegt.

Der Blutzucker beginnt gewöhnlich 10-15 Minuten nach einer Mahlzeit zu steigen und erreicht sein Maximum nach einer Stunde.

Sie machen sich besser auch noch mit nachstehender Norm vertraut: Je massiver die industrielle Verarbeitung eines Kohlenhydrat-Lieferanten ist, umso stärker steigt der Blutzuckerspiegel. Ballaststoffe dagegen drosseln den Zuckerspiegelanstieg im Blut, was beispielsweise den Vorzug von Vollkornbrot oder Knäckebrot gegenüber Weißbrot erklärt.

Auf den folgenden Seiten finden Sie einige GI/GL-Werte, um Ihnen eine Orientierung zu vermitteln. Wie Sie schnell merken, enthalten Fisch, Fleisch, Milch, Käse, Eier und Öle meist keine oder weniger als 1 Gramm Kohlenhydrate pro 100 g. Diese Nahrungsmittel liegen daher im grünen, empfehlenswerten Bereich. Da tierische Produkte aber mit Antibiotika, Dioxin und anderen Schadstoffen belastet sind, wäre es ratsam, wenn Nicht-Vegetarier nur zweimal pro Woche ein Fisch- und Fleischgericht essen würden.

In jedem Fall sind Gemüsesorten, Salate, Früchte, Nüsse und Samen, wie Sie auf der folgenden Liste sehen können, besonders niedrig in GI, GL und KH. Ausnahmen sind Karotten und Kürbis. Aber wenn Sie nur auf die Index-Werte achten und abnehmen wollen, werden Sie vergeblich darauf warten, dass die Pfunde schmelzen. Denn alle Fette und tierische Produkte haben einen niedrigen Wert und dürften also bedenkenlos gegessen werden. Dagegen müsste man zumindest auf gekochte Karotten und Kürbis verzichten, da sie einen hohen glykämischen Index zwischen 75 und 85 haben. Dennoch gibt es keinen Grund, auf diese gesunden Gemüsesorten zu verzichten. Beide enthalten so wenig Kohlenhydrate, dass man große Mengen davon essen müsste, um den Blutzucker merklich zu beeinflussen.

Übrigens, dieses Kapitel habe ich hinzugefügt, da ich nach alternativen Therapiemöglichkeiten bei Glaukom bzw. zum Vorbeugen von Grünem Star suche. Ich nahm ca. zwei Jahre lang Betablocker-Augentropfen, bis ich sie nicht mehr gut vertrug und sie auch nicht mehr den Augeninnendruck senkten. Als ich damit anfing, hatte meine Cousine schon 19 Jahre Augentropfen für ihr Glaukom genommen und war damit zufrieden. Deshalb dachte ich mir nicht viel dabei, sie auch zu nehmen. Aber, da ich seit meiner Grundreinigung im 27. Lebensjahr Medikamente meide, meine Augen ständig rot und klein waren, und ich lieber ohne Tropfen auskommen will, habe ich mir jetzt ein Programm mit Ausdauersport (Radfahren und zügig gehen), Akupressur, verschiedene Augenübungen, mehrmalige tägliche Atemübungen und vor allem fast nur noch Lebensmittel mit niedrigen Werten von glykämischem Index (GI) bzw. glykämischer Last (GL) zu verspeisen. Auch darf ich einige Yoga-Positionen nicht mehr ausführen, da Kopf-nach-unten-Haltungen und starke Muskelkontraktionen nicht ratsam sind.

Angelika Pape wusste gar nicht, dass ich das Mittel für die Augen genommen habe. Als ich ihr sagte, dass ich es absetze, sagte sie, sie hätte nicht gedacht, dass ich mich so ängstigen lasse. Es gäbe doch auch natürliche Mittel und sie hätte nie gedacht, dass ich diesen *chemischen Dreck* nehme. Sie empfahl mir, jeden Tag auf meine Augen Vaseline aufzutragen und mit Schwedenkräutern getränkte Wattepads eine Stunde lang auf die Augen zu legen. Ich hatte diese Behandlung für Augenprobleme bereits bei Maria Treben gelesen, aber wieder vergessen. Da aber Angelika Pape mir vom Erfolg ihrer Klienten mit Glaukom und Makuladegeneration berichtete, wollte ich es auch ausprobieren. Diese Frau war in vier Wochen beschwerdefrei und die geplante Operation der Augen war nicht mehr notwendig. Als sie Ihrem Augenarzt von der Schwederkräuter-Therapie erzählte, sagte er, na ja, das waren sicher nicht die Kräuter, das war eine Spontanheilung.

Nun trinke ich noch viel grünen Tee, der den Grünen Star verhindern soll, wie US-Forscher der *Brown University in Rhode Island* durch Studien mit 1.678 Erwachsenen zeigten. Die Teilnehmer, die täglich heißen koffeinhaltigen Tee getrunken hatten, zeigten im Vergleich zu Nicht-Teetrinkern ein 74 Prozent geringeres Risiko, Grünen Star zu haben. Kaffee oder Eistee hatten keinen Einfluss auf das Glaukom-Risiko (Wu et al. 2018). Siehe auch S.182!

Wie wirken GI und GL auf unseren Organismus?

Glykämischer Index und glykämische Last sind ein Maß dafür, wie Kohlenhydrat-Lieferanten im Vergleich zu einem Referenz-Lebensmittel (meist reine Glukose) auf den Blutzuckerspiegel wirken. Als Maßstab für den GI nehmen wir die Blutzuckerwirkung von reinem Traubenzucker, da er den stärksten Blutzuckeranstieg unter allen Lebensmitteln verursacht. Er hat einen GI von 100. Kohlenhydrathaltige Nahrung kann also im Vergleich zu reinem Traubenzucker bzw. Glukose (GI = 100) als hoch (71 oder höher), mittel (51-70) oder niedrig (50 oder niedriger) eingestuft werden.

Je kleiner der GI, desto weniger und langsamer steigt der Blutzuckerspiegel an. Die GL zeigt den ausgelösten Insulinbedarf an. Konsumieren Sie Nahrungsmittel mit hohem GI, steigt also der Blutzucker nach dem Essen. Dieser nimmt dann aber schnell ab. Dagegen führt der Konsum von Nahrungsmitteln mit niedrigem GI zu einer niedrigeren Blutzuckerkonzentration, die nur allmählich abnimmt.

Die glykämische Last erhalten Sie, wenn Sie den GI des Lebensmittels mit den verfügbaren Kohlenhydraten des Lebensmittels pro Portion multiplizieren und durch 100 teilen. Beispiel Graubrot, Mischbrot: 65 x 44,3= 28,795

GI 65	GL 28,8	KH 44,3

Die weißen Felder der folgenden Nahrungsmittelliste enthalten die niedrigen Werte. Beim glykämischem Index heißt das kleiner als 50, bei der glykämischen Belastung kleiner als 10.

Die hellgrauen Felder enthalten die mittleren Werte, beim GI 51-70, bei der GL 11-20.

Die dunkelgrauen Felder enthalten die hohen Werte, beim GI größer als 70, bei der GL größer als 20.

Bei manchen Nahrungsmitteln sind nur die Kohlenhydrat-Werte und die Felder für niedrig, mäßig und hoch angegeben, aber keine Zahlen. Denn, um möglichst viele in dieser Liste aufzunehmen, habe ich mich auch an der sehr umfangreichen Tabelle von jumk.de/glyx orientiert. Zwar gibt sie nur einen groben Überblick, listet aber besonders viele Nahrungsmittel auf.

LISTE GLYKÄMISCHE LAST/GLYKÄMISCHER INDEX/ KOHLENHYDRATE

Glykämischer Index	niedrig: kleiner als 50	mäßig: 51-70	hoch: größer als 70
Glykämische Last	niedrig: kleiner als 10	mäßig: 11-20	hoch: größer als 20

Nahrungsmittel	GI	GL	KH
Aal, frisch oder geräuchert			0
Acerola, Konzentrat			57
Acerola, Saft	39	1,8	4,5
Acerolakirsche	20	1,5	7,7
Adzuki-Bohnen	35	16,8	48
Agavensirup	15	11,6	77
Ahornsirup	65	43,6	67
Altbier, dunkles Bier			
Amaranth	35	23,2	66,2
Ananas, frische Frucht	45	5,9	13
Ananas, Dose	65	9,8	15
Ananassaft, ungezuckert	50	6,5	13
Apfel, frisch	35	4	11,4
Apfel, getrocknet			74
Apfel, Konfitüre			64
Apfelmus, Apfelkompott	35	8,8	25
Apfelsaft, ungezuckert	50	6,5	13
Apfelstrudel			29
Apfeltasche			45,5
Apfelwein, trocken	40	2,9	7,3
Apfelsine/Orange	45	4	9,2

Nahrungsmittel	GI	GL	KH
Appenzeller 50%			0
Aprikosen, frisch	30	2,6	8,5
Aprikosen, Dose mit Zucker	60	42,6	71
Aprikosen, getrocknet	40	19,2	47,9
Aprikosen, Konfitüre			60,6
Artischocke	20	2,2	11
Aubergine	20	0,5	2,5
Auster, ausgelöst			0,7
Austernpilze			0
Avocado	10	0,04	0,4
Baguette, Weißbrot	70	38,8	55,4
Baked Beans			22
Bambussprossen	15	0,2	1
Banane, reif	60	14,4	21,4
Banane, leicht grün	45	9,6	21,4
Basmati-Reis, Langkorn	50	38,7	77,3
Bergkäse 45%			0
Berliner Krapfen			53,1
Bier	110	4,4	4
Bierhefe	35	10,9	31
Bierschinken			0
Birne	38	4,7	12,4
Biskuit	70	57,4	82
Bleichsellerie	14	0,3	2,2
Bismarckhering			0

Nahrungsmittel	GI	GL	KH
Bitterschokolade > 70%	25	6,9	27,6
Bitterschokolade, 85%	20	6	30
Blätterteig, TK			33
Bleichsellerie	14	0,3	2,2
Blumenkohl	15	0,8	5
Bohnen, grün	30	1,5	5,1
Bohnen, rot, Dose	40	6,4	16
Bohnen, schwarz	35	15,2	43,4
Bohnen, weiß			34,7
Brathering			0
Bratkartoffeln	70	9,8	14
Brezel			80
Brie			0
Brioche	70	40,6	58
Brokkoli	15	0,9	6
Brombeeren	25	1,6	6,2
Brot, ungesäuert, aus Weißmehl	70	34,3	49
Brotfrucht (Brotfruchtbaum)	65	16,5	25,3
Buchweizen, Vollkorn, dunkel	40	28	70
Bulgur, gekocht	55	38	69
Butter			0,7
Butterkäse			0
Buttermilch	36	1,4	4
Camembert			0
Cashewnuss	15	4,4	29

Nahrungsmittel	GI	GL	KH
Cerealien, raffiniert, gezuckert	70	56	80
Champignons, Pilze	15	0,0	0,6
Champagner			3,5
Cheddar, Chester			0
Chicorée	15	0,3	2
Chips	70	28,4	40,5
Clementine/Mandarine	36	3,2	9
Cola, Limonaden	70	7,7	11
Corned Beef			0
Cornflakes	85	72,3	85
Couscous	65	45,5	70
Couscous, Vollkorn	45	31,5	70
Croissant	70	31,5	45
Datteln	70	22,4	32
Datteln, getrocknet	100	66,1	66,1
Dicke Bohnen, gekocht	80	8,8	11
Dinkel, Vollkorn	40	25,6	64
Dinkelbrot	40	15,2	38
Donuts, Berliner, Krapfen	75	30	40
Edamer			0
Ei			0,7
Eisbein			0
Eisbergsalat			1,9
Eiscreme, mit Fruchtzucker	35	4,3	12,4
Eiscreme, gezuckert	60	16,8	28

Nahrungsmittel	GI	GL	KH
Emmentaler			0
Endivien	15	0,05	0,3
Energieriegel, zuckerfrei	50	21	42
Ente			0
Erbsen, frisch	35	4,6	13
Erbsen, getrocknet	30	12,6	42
Erbsen, Dose	45	4,7	10,4
Erdbeeren, frisch	25	1,4	5,5
Erdnüsse	15	1,3	8,3
Erdnussbutter	40	4,9	12,2
Essig	5	0,2	3
Essiggurken	15	0,2	1
Falafel, aus Kichererbsen	35	18	51,4
Feigen, frisch	35	4,5	12,9
Feigen, getrocknet	27	18,6	69
Feldsalat	15	0,1	0,7
Fenchel	15	0,4	2,8
Feta			0,5
Fischstäbchen			17
Fladenbrot			48,5
Fleischkäse/Fleischwurst			0
Flunder/Forelle			0
Früchtebrot			46,2
Frischkäse			0
Garnele			0

Nahrungsmittel	GI	GL	KH
Gartenkresse			2,4
Geflügelwurst/Gelbwurst			0
Gemüseeintopf			2,2
Gerste, ganze Körner	45	28,5	63,3
Gerstengraupen, fein	70	51,8	74
Glasnudeln			86
Glasnudeln, roh			76
Glukose, Traubenzucker	100	100	100
Glukosesirup	100	100	100
Gouda			
Gnocchi	70	23,5	33,6
Granatapfel, frisch	35	5,6	16
Grapefruit, frisch	30	2,3	7,5
Grapefruitsaft, ungezuckert	45	4,5	10
Graubrot, Mischbrot	65	28,8	44,3
Grieß, Hartweizen	60	44,1	73,5
Gummibärchen			78
Gurke	15	0,3	1,8
Haferflocken	40	23,5	58,7
Haferkeks			57
Hafermilch, ungekocht			6
Hagebutte			1,2
Hagebutte, Konfitüre			62,3
Hamburger-Brötchen	85	46,8	55
Harzer Käse, 30 g Protein			0

Haselnuss	15	1,7	11
Haselnussmus, ungezuckert	25	2,8	11
Hefegebäck			39
Heidelbeeren, frisch	6,1	1,5	25
Heidelbeeren, Konfitüre			3,6
Himbeere, frisch			8
Hirse	70	48,3	69
Holunderbeeren	38	2,81	7,4
Honig	60	49,2	82
Honigmelone	65	6,5	10
Joghurt	35	1,4	4,1
Johannisbeeren			4,9
Johannisbeeren-Nektar			12,4
Johannisbrotmehl, Carob	15	1,1	7,3
Kakaopulver, ohne Zucker	20	2,2	11
Kaki	50	8,3	16,5
Karotten, roh	30	2,7	9
Karotten, gekocht	85	7,7	9
Karottensaft, ohne Zucker	40	2,8	7
Kartoffelgratin, Bratkartoffeln	95	10,3	10,8
Kartoffeln, mit Schale gegart	65	11,1	17
Kartoffelpüree, Instantflocken	90	11,7	13
Kartoffelpüree, selbst gemacht	80	9,6	12
Kartoffelstärke	95	78,9	83
Kekse, Vollkorn, zuckerfrei	50	27,5	55
Ketchup	55	12,8	23,2

Nahrungsmittel	GI	GL	KH
Kichererbsen	30	13,3	44,3
Kichererbsen, Dose	35	4,6	13
Kirschen	25	2,5	10
Kiwi	50	5	10
Klebreis, glutenhaltig	90	67,5	75
Kleie, Weizen, Hafer ...	51	20,7	40,5
Knäckebrot, Roggen			16,5
Kochbanane, gekocht	70	20,3	29
Kochbanane, roh	35	9,8	28
Kohl, Kraut, Kohlrabi	15	0,5-0,6	3
Kürbis	6	4,5	75
Liköre			30
Limonade			12
Mango	50	6,5	13
Milchzucker, Laktose	40	40	100
Müsli, ohne Zucker	50	25	50
Linsen			40,5
Linsen, Dose			13
Linsensuppe, Dose			11
Milch			4,9
Milchbrötchen			55
Milchpulver			38
Milchzucker, Laktose			99,8
Mirabellen	42	5,9	14
Mohnkuchen			42

Nahrungsmittel	GI	GL	KH
Müsli, ohne Zucker	50	25	50
Muffin			
Nudeln, Hartweizen, gekocht			
Nüsse	15	1,3	8,3
Nutella®	55	28,6	52
Oliven	15	0,2	1
Orange, frisch	35	3,5	10
Orangensaft, zuckerfrei	45	5	11
Ovomaltine	60	42,6	71
Papaya	55	4,4	8
Pastinaken	85	10,3	12,1
Pfirsich, frisch	35	3,3	9,4
Pfirsich, Dose, gezuckert	55	11	20
Pflaume, frisch	35	3,5	10
Pflaumen, getrocknet	40	26,8	67
Pizza	60	15	25
Polenta, aus Maisgrieß	70	19,8	28,3
Pommes frites	95	33,3	35
Popcorn, ohne Zucker	85	59,5	70
Preiselbeeren frisch	32	1,9	6
Pumpernickel	40	15	37,4
Quark	30	1,2	4
Quinoa	35	20,5	58,5
Quitte, frisch	35	2,5	7,3
Quittengelee (mit Zucker)	65	37,9	58,3

Nahrungsmittel	**GI**	**GL**	**KH**
Ravioli, aus Hartweizen	60	36	60
Ravioli, Weichweizen	70	42	60
Reis, parboiled	47	17	36
Reis, weiß, Standard	70	55,3	79
Reis, gepufft	85	72,3	85
Reismehl	95	80,8	85
Reisnudeln			25
Risotto	70	9,7	13,8
Roggenbrot, 30% Roggen	65	29,3	45
Roggenbrot, 100% Roggen	45	20,3	45
Rohrzucker	70	70	100
Rosinen	65	50	77
Rote Bete, roh	30	2,5	8,4
Rote Bete, gekocht	65	3,3	77
Salzkartoffeln	70	10,4	14,8
Sandgebäck, Mehl, Butter, Zucker	55	33	60
Sandgebäck aus Vollkornmehl ohne Zucker	40	24	60
Schokolade, schwarz > 70%	25	6,9	27,6
Schokolade, schwarz > 85%	20	6	30
Schokolade, Vollmilch			56
Schokoriegel, zuckerhaltig	70	35,5	50,7
Sellerie, roh	35	3,2	9
Sellerie, Knolle, gekocht	85	6	7
Senf, scharf	35	2,1	6

Nahrungsmittel	GI	GL	KH
Senf, süß	55	11,5	21
Sesammus, Tahin	40	4	10
Sojabohnen, getrocknet	15	4,4	29,2
Spaghetti, 5 Min. gekocht	40	30	75
Spaghetti, weich gekocht	55	41,3	75
Speisestärke	100	100	100
Sushi	50	18,50	37
Süßkartoffeln	50	12,1	24,1
Teigwaren aus Weichweizen	70	52,5	75
Toastbrot, weiß	85	42,5	50
Tofu	15	0,3	1,9
Tomate	30	0,8	2,6
Tortellini mit Käse/Fleisch			30/48
Tortenboden			68,3
Trauben, frisch	45	7,7	17
Traubensaft, ungezuckert	55	9,9	18
Traubenzucker, Glukose			99
Vollkorn- oder Kleiebrot			20,2
Vollkornnudeln, al dente	40	26	65
Vollkorntoast, zuckerfrei	45	18,5	41
Waffeln			33
Wasa Köstlich, 24% Ballaststoffe	35	15,8	45
Wasser			0
Wassermelone	75	4,5	6
Weiße Bohnen/Perlbohnen	35	7	20

Weiße Rüben, gekocht	85	3	3,48
Wildreis	35	24,9	71
Wirsingkohl	15	2,6	1,7
Zucker	70	70	100
Zwieback	70	53,2	76

fet-ev.eu/tabellentool-glykaemischer-index-glykaemische-last-lebensmittel

villavita-med.de/downloads/provita-glykaemischer-index.pdf

femininundfit.de/glykaemischer-index-tabelle-mit-gi-werten-von-reis-gegart-mit-glykaemischer-last

jumk.de/glyx

de.wikipedia.org/wiki/Glykämischer_Index

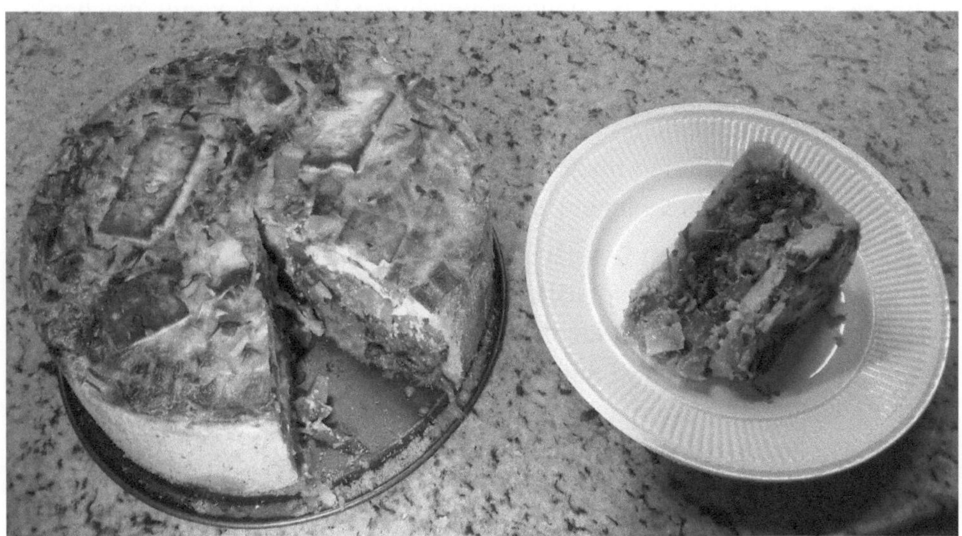

Einer der leckeren Gemüsekuchen von Maurits Hagenaar. Im Rezept-Teil auf Seite 167 finden Sie die Anleitung zu einem weiteren Gemüsekuchen. Sie können dafür sämtliche Gemüsesorten, die Sie in Ihrem Kühlschrank finden und wegmüssen, in den Kuchen verarbeiten. Wenn Sie die Eier mit gemahlenem und eingeweichtem Leinsamen ersetzen und die selbst gemachte vegane saure Sahne auf S. 175 verwenden, haben Sie ein ganz leckeres veganes Gericht. Ich esse zu einem Stück Gemüsekuchen meist etwas Blattspinat und rote Zwiebeln.

VII. WIE WIR SCHADSTOFFE RICHTIG AUSSCHEIDEN

Sie können von einer ganzen Reihe Möglichkeiten wählen, den Körper von gesundheitsgefährdenden Stoffen zu befreien. Allerdings sollten Sie sich auf eine langfristige Ausscheidungsphase einstellen. Denn besonders Schwermetalle werden nur sehr langsam ausgeschieden. Vor jeder Ausscheidung sollte man den Mineralhaushalt auffüllen. Denn wir scheiden ja nicht nur die Schadstoffe aus. In jedem Fall hilft es, viel gutes Wasser zu trinken. Ich habe schon einige Verfahren ausprobiert; besonders angenehm empfinde ich das Fasten mit Spirulina.

Spirulina-Fasten ohne Hunger zu leiden

Als ich im Sommer 1995 die etwa drei Stunden südöstlich von Los Angeles gelegene Spirulina-Farm besuchte, hätte ich nie gedacht, dieses einzigartige Füllhorn an Vitalstoffen im deutschsprachigen Raum bekannt machen zu dürfen. Als ich in der flimmernden Hitze den blaugrün schillernden Algenteppich und das Wachstum von Abkömmlingen jener Cyanobakterien bestaunte, die vor etwa dreieinhalb Milliarden Jahren unsere Sauerstoffatmosphäre schufen, fühlte ich mich wie beim Betreten einer Kathedrale. Es war ein wahrhaft ehrfurchtgebietendes Erlebnis.

Doch wie und warum können wir heute alle von Spirulina profitieren? Da, wie gesagt, die Vorläufer-Blaualgen von Spirulina unsere Lebensgrundlage gebildet und unseren Planeten begrünt haben, können wir sie als Muttersubstanz von Flora und Fauna sehen. Daher gilt Spirulina auch als unerschöpflicher Quell bekannter und wohl auch noch nicht entdeckter essenzieller Stoffe und es ist ratsam, die Alge als natürliche Basis-Nahrungsergänzung zu nehmen. Denn wir beziehen kaum noch Energie aus unserer Kost.

Die blaugrüne Mikroalge ist geballte Sonnenkraft, da sie alle Farben des Spektrums und somit alle Frequenzen des Lichts enthält, genau wie das Wasser von Lourdes. Der Körper im Wachstum, aber auch Schwangere, Sportler und Senioren sind ganz besonders auf das wertvolle Eiweiß von Spirulina angewiesen. Ihr Protein ist mit rund 60 % nicht nur besonders reichhaltig, sondern auch überaus wertvoll. Denn im Gegensatz zum tierischen Eiweiß führt es nicht zur Übersäuerung. Die basische Alge enthält unzählige Mikronährstoffe: Vitamine, Mineralien, wertvolle Spurenelemente, wie Phosphor und Schwefel, Pigmente, essenzielle Fettsäuren, Enzyme usw. Alle sorgen für einen harmonischen Ablauf aller Aufgaben im Körper. Ohne letztere Katalysatoren könnten wir weder denken noch atmen oder verdauen. Die beruhigend und aufheiternd wirkende Mikroalge hemmt die Sucht nach Süßem, fördert das Verlangen nach Grünzeug und sorgt für einen gesunden Schlaf. Sie entschlackt, entgiftet, stärkt das Immunsystem, hilft bei Schmerzen, Allergie, Anämie, Arthritis, Essstörungen, Augen- und Hautkrankheiten. Spirulina senkt den Blutzucker, hemmt Krebszellen, beugt Krebs, AIDS u. a. Immunmangelkrankheiten vor und kann sogar radioaktiven Strahlen Paroli bieten.

Vor mehr als zwanzig Jahren konnte ich mit meinem rund 80.000 Mal verkauften Bestseller *Spirulina, das blaugrüne Wunder* und einem Auftritt in der ARD die Mikroalge im deutschsprachigen Raum bekannt machen. Seither ergänzen immer mehr Menschen ihre Nahrung mit der segensreichen Proteinkost. Und immer mehr Zahnärzte verwenden sie zum Ausleiten von Amalgam und anderen Giften.

Auch meine Leser berichten über ihre positiven Erfahrungen, die sie durch die Einnahme von Spirulina während des Fastens machen. Selbst nach mehreren Tagen fühlen sie sich mit der Alge hervorragend. Früher waren sie beim Fasten ohne Spirulina hungrig und schwach. Aber das blaugrüne Kraftpaket kann den Nährstoffmangel beim Fasten mit extrem wenig Kalorien beheben. Beim Fasten fühlen Sie sich am wohlsten, wenn Ihr Darm rein ist. Wenn Sie ohne Angst vor negativen Auswirkungen Gewicht verlieren wollen, ist Spirulina aufgrund des hohen Eiweiß- und Vitalstoff-Gehalts ideal. Sie werden während der Fastenzeit mehr Energie haben als je zuvor. Ihr Körper kann sich in Ruhe erholen und reparieren, denn die Alge benötigt kaum Verdauungsarbeit. Mir bekommt das Saftfasten mit Spirulina am besten. Es ist vor allem für Berufstätige ein zweckmäßiges Verfahren. Sie brauchen nur 1 EL Spirulinamehl mit etwas Apfel- oder Ananassaft anzurühren und dann mit mehr Saft und Wasser aufzufüllen. Sie können auch Äpfel und Bananen mit Spirulinapulver und Wasser pürieren. Die Smoothies entgiften und regenerieren dabei die Zellen. Der hohe Eiweißgehalt der Alge bewirkt, dass die Schilddrüse den Stoffwechsel ankurbelt. Dies lässt die Fettpolster schmelzen. Neben den unzähligen Vitalstoffen liefern die frischen Säfte aus Obst oder Gemüse wertvolle Enzyme, Vitamine, Mineralien und Spurenelemente. 30-50 g Spirulinamehl pro Tag versorgen Sie mit allem, was Ihr Körper zur Energiegewinnung braucht.

Zum Entsäuern der Zellen eignen sich neben Spirulina auch Frühlingspflanzen, wie Brennnessel, Bärlauch, Gänseblümchen, Koriander, Löwenzahn, Vogelmiere und Wegerich. Sie können natürlich auch basische Mineralstoffpräparate zum Reinigen der Zellen nehmen. Ein einfaches Test-Verfahren, ob Ihr Körper rein ist: Wenn Ihr Schweiß und Urin nach Ihrer zuletzt genossenen Frucht riechen, sollte es der Fall sein.

Entgiften Sie Ihren Körper mit OPC, den stärksten Antioxidantien

Oligomere Procyanidine (OPC) sind stark antioxidativ wirkende Pflanzenstoffe, die wir zum Vorbeugen von Krankheiten empfehlen. Freie Radikale sind an mehr als hundert Erkrankungen des Menschen beteiligt, darunter Arthritis, Arteriosklerose, Alzheimer, Parkinson, Schock durch Blutverlust, Blutleere und Schäden vieler Organe, Magen-Darmtrakt-Dysfunktionen, Krebs und AIDS.

OPC sind starke Radikalfänger und beugen Tumorwachstum vor. Ihr antioxidatives Potenzial ist 20-mal größer als das von Vitamin E und fünfzigmal so effektiv wie Vitamin C. Wie viele andere sekundäre Pflanzenstoffe, dienen auch die zu den Polyphenolen zählenden OPC den Pflanzen primär zum Schutz vor UV-Strahlung, klimatischen Bedingungen und Parasiten.

Wir finden die von Jacques Masquelier 1948 benannten OPC, die er zuerst in den Erdnuss-Häutchen entdeckte, auch in Weintraubenkernen, der Schale und dem Laub roter Weintrauben, in Kokosnüssen, Pinien-Rinden, Ginkgoblättern und in Äpfeln.

OPC schützen den Körper vor schädigenden Einflüssen, wirken positiv auf das Immunsystem, helfen, kardiovaskulären Erkrankungen entgegenzuwirken und das Herz-Kreislauf-System zu schützen. Sie assistieren bei den verschiedensten Krankheiten und Symptomen, wie Bluthochdruck, hohe Blutzucker- und Cholesterinwerte, Fettstoffwechselstörungen usw.

Italienische Forscher wiesen, was das anbelangt, nach, dass OPC alle wichtigen kardiovaskulären Risikofaktoren, wie Blutdruck, Gesamtcholesterin und Nüchtern-Blutzucker verbessern konnten. (Cesarone 2008)

Auch wirken OPC blutverdünnend und können Thrombosen vorbeugen, indem sie das Verkleben der Blutplättchen verhindern. (Ozeki et al. 1999)

Baskaran Yogalakshmi und seine indischen Forscherkollegen fanden heraus, dass OPC eine ähnliche Wirkung bei der Bekämpfung von Diabetes besitzen, wie das gängige Medikament Metformin. OPC können also hohe Blutzuckerwerte senken und den Insulinwert stabilisieren.

OPC bekämpfen bakterielle und virale Infekte. Senko Tsukuda und seine Forscherkollegen aus Japan und Frankreich wiesen eine Anti-Hepatitis-B-Virus-Aktion gegenüber OPC nach, sodass die Oligomere Procyanidine und ihre Analoga eine neue Klasse von Anti-HBV-Agenzien darstellen. Das heißt, dass sie ein gut verträgliches Mittel zum Hemmen von Hepatitis-B-Infektionen sein können. (Tsukuda et al. 2017)

Auch helfen OPC, verschiedene Krebsarten zu bekämpfen bzw. deren Entwicklung entgegenzuwirken. Diese Anti-Krebs-Wirksamkeit von Traubenkernextrakt gegen Prostatakrebs (PCA) konnten US-Forscher von der Colorado-Universität in Zellkultur- und Tiermodellen nachweisen. (Veluri 2006)

Chinesische Forscher fanden heraus, dass OPC potenzielle Effekte des Lichtschutzes auf menschliche Melanozyten haben (Zi et al. 2009). Sie bieten aufgrund dessen einen Schutz vor Schäden durch UV-Strahlung.

OPC wirken Alterserscheinungen der Haut entgegen und stellen quasi ein natürliches Facelifting dar, indem sie instabiles Kollagen reparieren bzw. die Kollagenproduktion regulieren. (Kim et al. 2017)

Auch zeigen Erfahrungswerte, dass OPC die Augen schützen. Die tägliche Einnahme von 300 mg können in nur zwei Monaten die Auswirkungen ständiger Augenbelastung durch stundenlange Computerarbeit reduzieren.

www.zentrum-der-gesundheit.de/opc-pi.html#toc-opc-fur-gesunde-augen

Ebenso können die Traubenkernextrakte Entzündungen reduzieren. Die Wundheilung bildet einen komplexen Prozess, der die Harmonie verschiedener Zellpopulationen voraussetzt, in denen die Zellen des Bindegewebes (Fibroblasten) die Hauptrolle spielen. Untersuchungen haben gezeigt, dass

OPC Auswirkungen auf Entzündungen, Zellbewegung sowie Wachstum und Vermehrung von Zellen haben. Kim et al. untersuchten die Wirkung von OPC auf Fibroblasten zur Regulierung des Wundheilungsprozesses. Aufgrund der segensreichen Auswirkungen des Traubenkernextraktes auf das Bindegewebe und die Haut heilen natürlich auch Wunden unter dem Einfluss von OPC deutlich schneller. (Kim et al. 2017)

US-Forscher führten eine Reihe von Studien mit einem Traubenkern-Proanthocyanidin-Extrakt durch, um seine herzschützende Fähigkeit bei Tieren und Menschen zu demonstrieren. Darunter Herzinsuffizienz, Herzklappenerkrankungen, Kardiomyopathie, Hypertrophie, Atherosklerose und ischämische Herzkrankheiten. Sie konnten dabei zeigen, dass OPC im Vergleich zu den Vitaminen C, E und Beta-Carotin eine überlegene antioxidative Wirksamkeit bieten. (Bagchi et al. 2003)

Proanthocyanidine werden gewöhnlich durch Darmbakterien im Dickdarm zu Kettenspaltungsprodukten abgebaut. Diese Abbauprodukte können sich auf die Darmflora (Mikrobiom) auswirken und die intestinale Immunfunktion fördern. Die Darmflora ist ein Schlüsselfaktor beim Vermitteln physiologischer Funktionen von Polyphenolen aus der Nahrung (Kawabata 2019).

Sie wissen ja: Der Darm ist das größte Organ unseres Immunsystems. Ist das *Pupsrohr* in Ordnung, haben wir auch kaum Probleme mit Infektionen.

Ähnlich entzündungshemmend, antimutagen und antioxidativ wie OPC wirkt die tropische Gummiranke **Katzenkralle (**Uncaria tomentosa). Sie hat eine enorme Anti-Aging-Wirkung auf den Körper. Aber, wie bei OPC und allen anderen entgiftend wirkenden Pflanzenstoffe würde ich sie nicht während der Schwangerschaft und der Stillzeit einnehmen. Doch wenn Sie ein Baby planen, rate ich Ihnen, Ihren Körper ½ -1 Jahr vorher zu reinigen.

Die Zitronen-Knoblauch-Kur regeneriert den Körper

Mit dieser äußerst kostengünstigen Kur sollen Kalkablagerungen in den Gefäßen und Gelenken abgebaut werden. Sie eignet sich also bei hohem Blutdruck, Herz-Kreislauf- und Gelenkbeschwerden. Auch soll sie die körperliche und geistige Leistungsfähigkeit steigern, das Seh- und Hörvermögen verbessern und Entzündungen des Zahnfleischs reduzieren.

Sie benötigen für die Dreiwochenkur zwei Bio-Zitronen, 15 Knoblauchzehen, einen halben Liter Wasser, einen Mixer und einen Topf. Sie können das Rezept durch weitere Gewürze noch gesünder machen, wie z. B. je ein halb-daumengroßes Stück Ingwer und Kurkuma bzw. 1 Teelöffel Pulver und einen viertel Teelöffel schwarzen Pfeffer. Für zwei Personen nehmen Sie die doppelte Menge. Die Knoblauch-Fahne hält sich in Grenzen, da die Zitronen den Knoblauchgeruch weitgehend neutralisieren.
Zubereitung: Reinigen Sie die Zitronen unter warmem Wasser. Schneiden Sie sie in 4 oder 6 Stücke. Geben Sie diese mit der Schale und etwas Wasser in einen Blender. Die geschälten Knoblauchzehen zusammen mit dem Ingwer und Kurkuma geben Sie ebenfalls in den Blender und mixen kurz mit wenig Wasser. Die entstandene Paste geben Sie in einen Topf und verrühren sie mit ½ l Wasser. Lassen Sie das Ganze nur kurz aufkochen. Dann nehmen Sie die Flüssigkeit sofort vom Herd und gießen sie durch ein feines Sieb in einen Krug. Streichen Sie mit einem Kochlöffel so lange durch das Sieb, bis keine Flüssigkeit mehr austritt. Füllen Sie nun den Aufguss mithilfe eines Trichters in eine Glasflasche und stellen Sie diese nach dem Abkühlen verschlossen in den Kühlschrank. Das Gemisch ist dort für die Dauer der Kur haltbar.

Trinken Sie drei Wochen lang nach dem Frühstück oder Mittagessen ein Schnapsgläschen voll. Nach einer ein- bis zweiwöchigen Pause wiederholen Sie das Ganze, sodass die Kur insgesamt etwa 7-8 Wochen dauert. Um langfristige Erfolge zu erzielen, führen Sie die Kur ein- bis zweimal im Jahr durch. Die im Sieb verbleibenden Reste können Sie zum Kochen verwenden.

Formel für ideales Entgiften: die Flohsamenschalen-Zeolith-Mischung

Die Flohsamen-Mineralerde-Mischung hilft der Verdauung, indem sie Gärprozesse neutralisiert und Blähungen vorbeugt. Durch den Basenüberschuss bringt sie den oft mit Säuren belasteten Mineralhaushalt des Körpers ins Gleichgewicht. Besonders nach reichhaltigen Mahlzeiten wirkt sie beruhigend auf den Magen. Auch macht die aus Frankreich stammende besonders viel Kieselerde enthaltene grüne Tonerde schön. Diese soll für straffe Haut und kräftige Haare und Nägel sorgen.

Die natürlichen Mineralien Zeolith und Bentonit sind vulkanischen Ursprungs und haben einen hohen Silizium-Gehalt. Das Naturzeolith Klinoptilolith wird schon seit der Antike zum Entgiften verwendet und ist hinsichtlich seiner schadstoffbindenden Eigenschaft bekannt. In Tschernobyl wurde eine halbe Million Tonnen davon zur Ummantelung des Reaktors und zum Dekontaminieren von Wasser, Erdreich, Gegenständen, Tieren und Menschen verwendet.

Die Mischung von Zeolith oder Bentonit und Flohsamenschalen können Sie superb in Ihre Ernährung integrieren und in Wasser, Säfte oder Smoothies einrühren.

Dosis: ½ Teelöffel Zeolith oder Bentonit und 1-2 Teelöffel Flohsamenschalen. Am besten geben Sie beides mit Wasser in ein Schraubglas, verschließen dieses und schütteln es gut durch.

Wichtig: Trinken Sie viel über den Tag, damit die Mischung gut wirken kann. Am besten nehmen Sie sie zweimal täglich ein, **das erste Mal gegen 10 Uhr, vorher besser nur Wasser trinken**. Danach noch einen halben Liter und eine Stunde nach der Einnahme einen frisch gepressten Saft oder grünen Smoothie bzw. etwas Obst. **Am frühen Abend nehmen Sie die Mischung gegen 18 Uhr nochmals ein.**

Wenn Sie die Mischung gegen 18 Uhr einnehmen, essen Sie die letzte Mahlzeit etwa gegen 16 Uhr, damit etwa zwei Stunden Abstand zwischen einer Mahlzeit und einer erneuten Einnahme der Mischung sind.

Entgiftung mit dem Immun-Booster Zistrose

Da ich bei meinen Wanderungen mit den Tieren ständig an den Zistrose-Sträuchern vorbeikomme, verwende ich hin und wieder auch den Tee der Zistrose zur effektiven Entgiftung bei der Schwermetall-Ausleitung. Durch seine ätherischen Öle, Flavonoide, Phenole, Polyphenole (Gerbstoffe), Labdanum (Ladanum), Harz, Ledol und Limonen stärkt er auch die Abwehrkräfte und wirkt schleimlösend, entzündungshemmend, antibakteriell, antiviral, anti-allergisch und antioxidativ.

Auch die Schulmediziner, die die Verwendung von Heilpflanzen lange skeptisch betrachtet und ihre Wirksamkeit bestritten haben, schätzen mittlerweile die ursprünglich aus dem Mittelmeerraum, den Kanarischen Inseln und Griechenland stammende griechische Bergrose, wenn es darum geht, gegen grippale Infekte anzugehen oder Schwermetalle auszuleiten.

Angeblich sind es vor allem die antioxidativ wirkenden Gerbstoffe, die zur Linderung von Beschwerden beitragen können. Und zwar in der Weise, dass sie im Körper gesundheitsschädliche Radikale einfangen. Sie haben zudem die Fähigkeit, der Schleimhaut Wasser zu entziehen und dadurch die Viren am Eindringen zu hindern. Auch die antiviral wirkenden Polyphenole erlangen bei Infektionskrankheiten immer größere Bedeutung. Dem Harz werden ebenfalls positive Effekte besonders bei Borreliose-Patienten zugesprochen. Auch die hochwirksamen ätherischen Öle in den Pflanzenblättern sollen unter anderem wundheilende, beruhigende, entkrampfende und anregende Eigenschaften haben. (Bühring 2014)

Da universale Heilmittel gerne verboten werden, weil an chemisch erzeugten Pharmaka deutlich mehr verdient wird, können Sie auch das Zistrosenkraut aufgrund von EU-Vorschriften oft nur als Badetee oder Potpourri kaufen. Zistrose hilft übrigens nicht nur Menschen, sondern wird auch oft z. B. als Zeckenschutz für Hunde, Pferde und andere Tiere eingesetzt.

Eine weitere Art zu entsäuern ist das regelmäßige Kontemplieren. Wir können auch andere spirituelle Praktiken durchführen, wie Yoga, die 5 Tibeter bzw. meditatives Tanzen. Auf diese Weise können wir unser Augenmerk und unsere mitfühlende Selbstwahrnehmung in Bezug auf ein Unbehagen mit Gleichmut begegnen. Auch wenn wir einfach nur dankbar sind, können wir einer Stress-Säuren-Bildung vorbeugen. Wenn Licht und Liebe durch unsere Seele in Form eines Gefühls tiefster Dankbarkeit und himmlischer Glückseligkeit strömt, wird unser Leben einfacher. Wie wir mit Minimalismus zufriedener leben, erfahren Sie im folgenden Teil VIII.

Natron: Hausmittel und Droge gegen Bakterien und Viren

Natriumhydrogenkarbonat, bekannter unter den Trivialnamen Natron, Speisesoda, Backsoda, Backnatron oder Speisenatron eignet sich nicht nur als Triebmittel zum Backen. Es ist auch ein beliebtes und besonders wirksames Hausmittel, um chemische Reinigungssubstanzen zu ersetzen. Es eignet sich beispielsweise zum Zähneputzen, als Trocken-Shampoo und als Basis für Hautcremes. Auch können Sie Natron als ein geruchtilgendes Reinigungsmittel verwenden. Oder damit natürliche Deos mit ätherischen Ölen selbst herstellen: 120 ml Wasser kochen, 2 TL Speisestärke unterrühren, kurz aufkochen und handwarm abkühlen lassen, 2-3 TL Natron unterrühren; 10 Tropfen Lavendelöl einrühren und in leere Deo-Roller füllen.

Bekannter ist Natriumhydrogenkarbonat als Mittel gegen Sodbrennen. Da es basisch ist, hilft es schnell. Allerdings, um den übersäuerten Körper ins Basische zu bringen, führen Sie besser Natron-Fußbäder durch: Denn, wenn Natron im Magen auf Salzsäure trifft, wird es direkt in Natriumchlorid, also Kochsalz und CO2 aufgespalten. Wir nehmen also eine große Menge Kochsalz auf und die im Magen gebundene Salzsäure reagiert auf das Natron mit vermehrter Ausschüttung. Das Kohlendioxid führt dabei zu Blähungen und Aufstoßen.

Natron ist eine zentrale Komponente der natürlichen allopathischen Medizin. Zumindest war sie es. Denn früher haben Ärzte generell bei allen Fällen von „Erkältung“ und „Grippe“ großzügige Mengen von wie es früher hieß Natriumbikarbonat gegeben. Und in vielen Fällen waren die Symptome innerhalb von 36 Stunden vollständig abgeklungen.

Das ayurvedische Ölziehen

Wenn Sie morgens vor Zähneputzen, Essen und Trinken einen Esslöffel Pflanzenöl für fünfzehn bis zwanzig Minuten im Mund hin und her bewegen, soll dies die Gesundheit fördern sowie Zähne und Zahnfleisch stärken. Das Verfahren nennt sich Ölziehen, -kauen oder -saugen und wird bereits in alten ayurvedischen Texten erwähnt. Auch heute ist es noch beliebt – schauen Sie sich nur mal an, wie viele Einträge Sie bei den Google Boys und Girls finden. Der traditionellen indischen Heilkunde zufolge soll das Ölziehen sowohl schädliche Bakterien als auch Schadstoffe anziehen und lösen. Dazu nehmen Sie am besten morgens nach dem Reinigen der Zunge mit einem Suppenlöffel oder ayurvedischen Zungenschaber einen Esslöffel Sesam-, Oliven-, Kokos-, Lein- oder Sonnenblumenöl auf nüchternen Magen und bewegen das Öl zwanzig Minuten lang kauend und saugend durch Ihre Zähne. Spucken Sie das Öl dann in ein Papiertuch und werfen Sie es in den Müll, damit es mit dem Gift und den Bakterien nicht in den Wasserkreislauf gelangt. Diese Art der Mundspülung wirkt gegen Zahnbelag und Zahnfleischentzündungen.

Forscher der *University of Oxford* unter Oghenekome Gbinigi untersuchten die Effektivität des Ölziehens durch randomisierte klinische Studien (RCTs) mit 160 Teilnehmern über 10 bis 45 Tage. Die Öl ziehenden Personen verwendeten herkömmliche Speiseöle, die Kontrollgruppen Chlorhexidin-Mundwasser, Placebo oder die übliche Zahnhygiene. Trotz des kurzen untersuchten Zeitraums deutet das Resultat aus den klinischen Studien darauf hin, dass das Ziehen von Öl positive Auswirkungen auf die Mundhygiene haben kann. Die Forscher halten es für eine potenziell kostengünstige Maßnahme, die von besonderem Nutzen sein kann (Gbinigi et al. 2016). Denn es ist hinreichend bekannt, dass sich Zahnerkrankungen nachteilig auf unser Funktionieren und unsere Lebensqualität auswirken. Auch besteht eine enge Verbindung zwischen verschiedenen oralen und systemischen Erkrankungen. Zum Beispiel verringert sich beim Vorbeugen und Behandeln von Zahnkaries und Parodontitis nachweislich das Risiko für Diabetes und Herzerkrankungen. Was spricht also gegen das preisgünstige Ölziehen für eine optimale Mundhygiene, wenn wir damit die Risikofaktoren für schwere systemische Erkrankungen minimieren können?

Auch Mustafa Naseem vom College of Dentistry der Universität in Riyadh und seine internationalen Forscherkollegen befassten sich mit dem Konzept des Ölziehens in Bezug auf bestimmte orale Erkrankungen. Ziel dabei war, das altindische Verfahren hervorzuheben, das ergänzend zu herkömmlichen chemischen Mitteln zur Kontrolle von Zahnbelag, wie beispielsweise Mundspülungen, verwendet werden kann. Die Wissenschaftler erklären, dass die Einbeziehung des Ölziehens *als Bestandteil der täglichen Mundhygiene die Mund- und allgemeine Gesundheit erheblich verbessern kann, insbesondere in sozioökonomisch benachteiligten Gruppen und ländlichen Gemeinden, in denen der Zugang zu Gesundheitsdiensten und zahnmedizinischen Produkten wie Zahnputzmitteln und Mundwässern aufgrund verschiedener Faktoren unterbrochen sein kann. Verfügbarkeit und Erschwinglichkeit sind das Wichtigste.* (Naseem et al. 2017)

Eine besonders gründliche Studie führten Vadhana und das indische Forscherteam zwischen Oktober und Dezember 2019 mit insgesamt 75 Jugendlichen im Alter von 12 bis 14 Jahren durch. Sie wurden nach dem Zufallsprinzip drei Gruppen zu je 25 zugeordnet: Gruppe I (Sesamöl), Gruppe II (Sesamöl mit Ozon) und Gruppe III (CHX-Mundwasser). Alle Gruppen wurden 15 Tage lang mit den jeweiligen Mundspülungen behandelt. Die Referenzwerte und die Zahl der Streptococcus-mutans-Bakterien im Speichel wurden nach 15 Tagen und einem Monat erneut beurteilt und die Ergebnisse statistisch ausgewertet. Um den Vergleich zwischen den Gruppen zu analysieren, wurden insgesamt sechs verschiedene Tests durchgeführt. Alle Gruppen zeigten nach 15 Tagen eine Reduktion des Basisindexes, des Zahnsteinindexes, des Mundhygieneindexes, des Plaque-Indexes und der Speichel-Streptococcus-mutans-Zahl. Die Ölzieh-Therapie mit Sesamöl und ozonisiertem Sesamöl zeigte eine signifikante Verbesserung der Mundhygiene. (Vadhana et al. 2019)

Es dürfte also nichts dagegen sprechen, dieses preiswerte Reinigungsverfahren täglich anzuwenden, zumal es sich ganz allgemein gesundheitsfördernd auswirken soll. Also: Probieren geht über studieren.

Das alternativmedizinische ayurvedische Konzept soll der ukrainische Arzt Fedor Karach auf einem „All-ukrainischen Kongress der Onkologen und Bakteriologen“ vorgestellt haben. Er habe die Ölkur, die den Körper von Giften befreien soll, von sibirischen Schamanen übernommen.

„Die *Entschlackung* wird unter anderem gegen Kopfschmerzen, Zahnschmerzen, Hautprobleme (Ekzeme), Rheuma, Arthrose, Blasenleiden, Nierenleiden empfohlen. Den Empfehlungen zufolge ist es wichtig, dass das Öl nach dem Spülen nicht hinuntergeschluckt wird, da es mit Giftstoffen und Bakterien belastet sei.“

de.wikipedia.org/wiki/Ölkur

VIII. LEBENSFREUDE FÜHRT ZU LANGLEBIGKEIT

Die nächsten vier Kapitel könnten für Sie die Wichtigsten werden, sollten Sie alle ausgemachten Optimisten in Ihrem Umfeld beneiden. Denn Sie erfahren, wie Sie Ihre Gemütsverfassung nachhaltig verfeinern, zufrieden und gelassen auf Belange des Alltags reagieren, jeden Moment als etwas Besonderes betrachten und sich aneignen, alles anzunehmen, loszulassen und sich hinzugeben. Aber das Erfreulichste, was Sie entdecken können, ist, dass die Freudenbotschaft nach Matthäus Kapitel 7, Vers 7 „*Bittet, so wird euch gegeben werden; suchet, so werdet ihr finden ...*„ nicht nur ein Glaubenssatz der Lutherbibel darstellt. Ich habe die Wahrheit dieses Verses in vielen meinen Büchern bereits nachweisen können.

Wie wir dauerhaft die Stimmung heben

Wir sind bei weitem nicht alle geborene Frohnaturen, können aber etwas gegen schlechte Stimmung tun, denn gute Laune ist durchaus erlernbar.

Wie kommt es, dass manche Leute immer gut gelaunt zu sein bzw. einen guten Lauf zu haben scheinen? Geht es ihnen besonders gut, entwickeln sie sich besonders erfreulich oder haben sie nur einen anderen Blick auf die Dinge? Wie Sie Ihre Geisteshaltung verändern können, erfahren Sie im nächsten Kapitel „Dankbarkeit ist Reichtum, Klagen ist Armut".

Viele Faktoren beeinflussen Ihre Stimmung, wie z. B. Ihr Umfeld, Ihre Lebenseinstellung, wie Sie sich ernähren, wie Sie schlafen oder mit Stress umgehen. Am besten Sie genießen bei guter Laune Ihren erfreulichen Zustand und akzeptieren, wenn Sie Trübsal blasen oder angeschlagen bzw. verärgert sind. Sie wissen doch, dass sich das Blatt generell schnell wieder wendet. Lernen Sie sich also selbst und Ihre Gemütsverfassungen besser kennen. Dazu halten Sie im Laufe des Tages öfters für ein bis zwei Minuten inne und spüren in sich hinein, wie es Ihnen gerade geht. Fragen Sie sich: Was durchlebe ich, was befällt mich gerade? Habe ich einen der Essenziellen vernachlässigt: Habe ich ausreichend nährstoffreich gegessen? Genug reines Wasser getrunken? Mich genug bewegt? Hinreichend geschlafen? Das Nachsinnen auch nicht vergessen? Für ausreichend frische Luft gesorgt? Wie ist meine Atmung? Was denke ich, wie fühle ich mich? Habe ich mein inneres Kind vernachlässigt? Was wünscht es sich, was wünsche ich mir gerade?

Machen Sie quartalsweise einen Gute-Laune-Kurs zur Befindlichkeit-Feststellung, indem Sie einige Tage lang sich obige Fragen stellen. Sie werden feststellen, dass Ihre Wahrnehmung genauer wird und Sie im Lauf der Zeit wie von selbst entspannter, erholter und gelassener werden.

Machen Sie Ihre Spaßbremsen ausfindig und entwickeln Sie einen Masterplan, um auch in schweren Zeiten gut gelaunt zu bleiben. Sie können auch ein Aktionsbuch führen, in das Sie Ihre Erkenntnisse, Einfälle und Gedanken zum Thema gute Laune eintragen.

Sollte es Ihnen etwas an Selbstdisziplin fehlen, können Sie sich auch von Sigrid Engelbrecht helfen lassen. Sie bietet Seminare und Workshops für Zeit- und Selbstmanagement, Gesundheit sowie Stressbewältigung am Arbeitsplatz an.

focus.de/gesundheit/ratgeber/psychologie/gesundepsyche/tid-23172

Dankbarkeit ist Reichtum, Klagen ist Armut

Als ich für dieses Buch ein Kapitel über Zufriedenheit, Gelassenheit und jeden Moment als etwas Besonderes zu betrachten plante, tauchte plötzlich ein Facebook-Profil mit Doris Days Foto und ihrem Zitat „*Graditude is riches. Complaint is poverty*“ am PC auf. Deshalb habe ich das Kapitel auch so genannt.

Wenn wir von Dank erfüllt sind und Wertschätzung ausdrücken, lassen wir immer wieder Freundlichkeit und Liebenswürdigkeit aufleben. Dagegen sagt unser Klagen oder wenn wir uns über etwas beschweren aus, dass etwas unbefriedigend oder inakzeptabel ist.

Wir können kaum glücklich werden, wenn wir für das, was wir bekommen, nicht dankbar sind. Glück kommt vom Reichtum an Geist. Dagegen führen Herummeckern zu Unzufriedenheit und schwacher innerer Haltung. Lassen wir also besser das Nörgeln und zeigen uns zufrieden. Finden wir heraus, was uns glücklich macht. Reduktion, Dinge mehrfach verwenden, öfter ausmisten, Einfachheit und Konsumverzicht sind zwar ein guter Anfang, aber der Knackpunkt ist herauszufinden, was uns wirklich erfreut!

Statt uns darüber zu beklagen, was alles im Argen liegt, sollten wir uns über das freuen, was in Ordnung ist und das anstreben, was wir wirklich wollen.

Viele Menschen definieren sich immer mehr über Statussymbole. Sie wollen zeigen, was sie haben und informiert sein in vielen Bereichen. Doch Computer-Spiele, TV-Serien oder Technik- und Modeschnickschnack beanspruchen viel Zeit und Aufmerksamkeit. Durch Reduktion bzw. Verzicht, auch während einer Quarantäne, haben wir mehr freie Zeit, um herauszufinden, was für unsere persönliche Zufriedenheit tatsächlich wichtig ist.

Wie glücklich sind Sie mit Ihren Lebensumständen? Macht Ihnen Ihr Beruf wirklich Freude oder wollten Sie schon immer mal etwas ganz anderes machen? War es nicht schon ein Kindheitstraum, einmal für mehrere Monate die weite Welt zu erkunden? Solche Überlegungen mögen für Sie vielleicht momentan undenkbar sein. Aber sie könnten plötzlich möglich werden, wenn Sie durch Simplifizierung und bewussten Verzicht ganz nebenbei die Kosten um bis zu 50 Prozent reduzieren.

www.smarticular.net/zufriedener-dank-minimalismus-warum-weniger-gluecklicher-macht

Loslassen und sich hingeben

Hier geht es darum, dem Leben zu vertrauen, mit dem inneren Lehrer, Priester und Arzt in Berührung zu kommen und zu lernen, dem Körper zu vertrauen und auf ihn zu hören.

Wie schaffen wir es wieder, wie in der Kindheit, das Leben einfach drauflos zu genießen und uns im Vertrauen dem Lebensstrom hinzugeben – in der Gewissheit, dass uns nichts widerfahren wird.

Sie kennen das doch auch: Sie kommen an einen Abzweig und wissen nicht weiter. Ihr erster Gedanke ist, dass Sie sich links halten sollten. Dann schaltet sich ihr Hausverstand, die Ratio ein: Das kann doch gar nicht sein, es sollte doch gen Osten gehen. Da Sie nicht ihrem Bauchgefühl vertrauten und der Ratio folgten, wählten Sie die falsche Richtung.

Genauso ist es mit wichtigen Entscheidungen in Ihrem Leben, wie etwa der Berufswahl oder der Wahl eines Partners. Auch hier sollten Sie Ihrer Intuition vertrauen und nicht rationalisieren. Der Weg der Vernunft mag zwar mehr Geld oder Status einbringen, aber er würde Sie weniger glücklich machen. Ich frage Menschen, die sich nicht wohlfühlen in ihrer momentanen Lage, womit sie als Kind am liebsten gespielt haben. Meist hat es nicht im Geringsten mit dem zu tun, womit sie derzeit ihren Lebensunterhalt bestreiten. Oft ist die Berufswahl eine Angelegenheit der Opportunität und basiert nicht auf einem zielgerichteten Vorgang. Doch die gute Gelegenheit und das üppige Gehalt reichen kaum für ein erfülltes Arbeitsleben aus. Viele denken, *es sind ja nur acht Stunden Arbeit am Tag und solange ich gut verdiene und mir damit das Leben leisten kann, das ich will, ist das okay.* Übrigens, zum Thema, wenn die Arbeit keine Freude macht und sie nur dem Gelderwerb dient, kann ich mich noch zumindest an den Sinn der Frage meines Lieblingslehrers Hofmann bei der mündlichen Aufnahmeprüfung zur Mittelschule erinnern: Was braucht es für ein erfülltes Arbeitsleben? Ich sagte, wenn man mit Liebe an die Arbeit geht. Das Sprichwort „Lust und Liebe zu einem Ding, macht alle Mühe und Arbeit gering“ trifft es genau.

Wir alle sollten der Allgemeinheit unsere Talente zur Verfügung stellen, also nichts weniger, als das, was wir am besten können. Das, was uns Freude macht zu geben. In allen von uns schlummert eine Gabe, mit der durch Leidenschaft, Hingabe und Begeisterung uns der Brückenschlag zum Erfolg gelingen kann. Wenn Sie Angst haben, Ihr Hobby zum Beruf zu machen und Ihren Job nicht gleich aufgeben wollen oder generell Probleme mit dem Loslassen haben, fangen Sie in der Freizeit an. Auch Internet und Flohmärkte bieten Möglichkeiten, sich zu verwirklichen.

Wenn Sie nicht wirklich wissen, was Sie wollen oder Ihre Talente nicht kennen, legen Sie eine Liste mit zehn Dingen an, die Ihnen Spaß machen oder die Sie sich wünschen könnten. Beschreiben Sie diese ganz genau. Wenn sich ein Anliegen oder ein Wunsch erfüllt hat, fügen Sie am besten gleich etwas Neues an. Sehen Sie täglich Ihre Liste durch. Sie werden staunen, wie Ihre Lieben im Universum für Sie sorgen und Sie Vertrauen in sich und in das Ewige gewinnen.

Schattenarbeit, die unendliche menschliche Aufgabe

Das Geheimnis unseres Schattens liegt für die meisten Menschen im persönlichen Unbewussten verborgen. Daher ist Schattenarbeit zugleich auch Lichtarbeit, indem sie zur Bewusstwerdung führt. In Carl Gustav Jungs analytischer Psychologie bezeichnet der Schatten die Gesamtheit der individuell und kollektiv-unbewussten Anteile des Ich.

Merken Sie es auch, dass seit einiger Zeit in Ihrer Umgebung immer mehr die Schatten hervorkommen? Bei mir drängten sie schon in den 1980er Jahren an die Oberfläche. Erinnerungen an frühere Leben wurden wach. Warum das so war, fand ich erst vor zwei Jahren heraus, kurz nachdem ich das Buch „Der Goldene Pfad" von Richard Rudd lektoriert hatte. Dies lenkte meine Aufmerksamkeit auf das 728-seitige Buch „Die 64 Genschlüssel" desselben Autors. Dieses Werk hat vor allem mit unseren Schattenanteilen zu tun. Alle Erfahrungen aus früheren Leben in unterschiedlichen Körpern gehören zum Schicksal bzw. stecken in unseren Genen und steuern indirekt unser Leben. Genauer gesagt, befinden sie sich in der sogenannten Junk-DNA, die 98 % unserer Genome ausmacht. Es gilt nun, unsere dunklen Seiten zu erkennen und zu akzeptieren. Denn, erst wenn wir sie in unser Leben integrieren, sind wir frei und sie steuern uns nicht mehr aus dem Dunkeln heraus. Erst wenn wir sie wieder hervorkramen und für das Leben nutzen, können wir sie auflösen. Schatten sind jene Persönlichkeitsanteile, die Menschen vor sich und anderen zu verbergen suchen und allenfalls bei anderen entdecken: *Warum siehst du den Splitter im Auge deines Bruders, aber den Balken in deinem Auge bemerkst du nicht?* (Matthäus Kapitel 7,3)

Diesen Balken zu erkennen führt zum Ganzwerden, zum Selbst. Das ist natürlich auch mit Scham verbunden. Aber es sind nicht nur unsere abgewehrten Triebe, auch unsere Ziele, Ambitionen und Talente fristen ihr Dasein im Schatten und diese Schätze gilt es zu heben.

Sie kennen das sicher auch: Sie haben schlechte Erfahrungen mit einer Person gemacht und sind immer in Erwartung einer Falle, wenn Sie mit der betreffenden Person zu tun haben. Oder Sie denken, dass sie mit Absicht schikaniert werden. Sie reagieren nicht cool und ärgern sich hinterher. Vor

Kurzem musste ich ein aus Deutschland geliefertes Laptop bei der Post abholen. Seit acht Jahren unterhalte ich ein Postfach und mich fragt sonst keine der anderen bei der Post arbeitenden Damen nach einer Identifikation. Aber diese angeblich nicht Englisch sprechende Leiterin hatte mir schon einmal mein Paket nicht mitgegeben, weil ich den Pass nicht dabei hatte, sondern nur eine beglaubigte Abschrift und den Führerschein. Es ärgerte mich damals, 20 km umsonst gefahren zu sein. Doch noch mehr erzürnt war ich darüber, dass die Post-Damen mir 118 Euro für die Lieferung meines E-Bikes abgeknöpft hatten, das sie mich nach drei Wochen wieder abholen ließen, da sie keine Lithium-Batterien versenden. Dies war aber eindeutig angekreuzt gewesen und auf dem Paket ist außen ein riesiges E-Bike mit Batterie abgebildet. Dennoch habe ich das Geld nie zurückerhalten. Und als mich diese Frau wieder nach dem Pass fragte, zog ich meine Abschrift hervor und sagte in Englisch, dass ich es für Schikane halte. Und als sie fragte, ob ich kein portugiesisch spreche, sagte ich, dass diese schwierige Sprache in meinem 70-jährigen Kopf nicht mehr haften bleibt und ich lieber Bücher schreibe, als eine Sprache zu lernen, die in der Algarve keiner versteht. Die meisten Portugiesen sprechen ja englisch. Zumindest bekam ich diesmal das Paket. Auf dem Rückweg ärgerte ich mich, dass ich nicht cool reagiert hatte.

Ich sprach mit meiner Schwägerin darüber und sagte, wieso hab ich auf die Frage, ob ich nicht portugiesisch spreche, mit meinem einstudierten Satz geantwortet: *Eu canto em coro, principalmente em lares de idosos* (ich singe im Chor, vorwiegend in Altenheimen) und hätte dann gesungen:

O mar enrola na areia
Ninguém sabe o que ele diz
Bate na areia e desmaia
Porque se sente feliz.

Renate lachte und sagte, *ja, das hätte die Lage entspannt.* Ich sagte: *Und es würde die Dame vielleicht besser stimmen, wenn sie wüsste, dass ich etwas für ihre Landsleute tue.*

Wie dem auch sei, ich muss mich besser vor den meine Schatten hervorrufenden Stresssituationen wappnen, um in meiner inneren Mitte zu bleiben. Tiefes Durchatmen, wie im nächsten Teil IX. *LÄNGER LEBEN DURCH*

LANGSAMERES ATMEN dargelegt, hilft mir dabei, heitere Gelassenheit auszustrahlen und in mir ruhen zu können.

Woher kommt nun das Böse im Menschen? Wir tragen alle Gut und Böse in uns. Welche Seite ans Tageslicht kommt, hängt von der Biografie, den Milieu-Einflüssen und *last but not least* von den Genen und den karmischen Verstrickungen ab. Bei Versuchen mit Babys zeigte sich, dass sie schon im Alter von drei Monaten Sozialverhalten erkennen lassen. Das lässt vermuten, dass unsere Genome maßgeblich über Gut und Böse entscheiden. Ist damit der alte Streit entschieden, was unser Sozialverhalten vornehmlich formt, Umwelt oder Genetik?

https://www.welt.de/wissenschaft/article1847275/Werden-wir-bereits-boese-geboren.html

Einige Menschen, zu denen ich gehöre, sind zumindest zu Zeiten in der Lage, in die Vergangenheit und Zukunft zu blicken. Oder besser gesagt, das, was wir Vergangenheit und Zukunft nennen, denn alles geschieht ja im Jetzt. Manchmal reise ich auch spontan von einer Dimension in die andere. So wie es mit der Relativität der Zeit ist, steht es auch mit Gut und Böse.

Jede Zivilisation legt sich auf erwünschte und unerwünschte Verhaltensweisen fest. Unerwünschte kommen in den Schatten, erwünschte schaffen es ins Leben. Wird jedoch der innere Zustand nicht bewusst gemacht, verursacht es im Außen Karma. Denn Verdrängtes projizieren wir gern auf andere, wo wir es dann bekämpfen. Verdrängt ein Mann z. B. seine Homosexualität, kann es sein, dass er gegen Homosexuelle zu Felde zieht. Verdrängtes ruft auch eine Schattenwelt ins Leben, wo verdrängte Teile wieder ausgelebt werden. Denken Sie nur an besonders sittenstrenge Gesellschaften, wo die Moral geradezu den Missbrauch schafft. Wo unentwegt Feindbilder geschaffen werden, boomen Pornoindustrie, Sex- und Abtreibungstourismus, sexueller Missbrauch in kirchlichen Einrichtungen und Quälerei.

Unsere kulturellen Schatten bergen unzählige Untaten, die es zu lichten gilt, um die innere Kraft wieder fließen zu lassen. Doch es sind nicht, wie gern dargestellt, die Verfehlungen des Einzelnen, sondern das Scheitern des Systems, das Menschen zwingt, Persönlichkeitsanteile zu verdrängen, und damit das Böse erst schafft.

Wie kommen wir nun dem Schatten auf die Spur, wenn er uns gar nicht bewusst ist? Dies geschieht wie gesagt durch die Projektionen, indem ich meine Schatten bei anderen sehe. Alles, was uns bei anderen emotional bewegt, aufregt, ärgert oder nur beschäftigt, verrät, dass die Angelegenheit uns selbst betrifft. So können wir in unserer Gefühlsaufwallung über ein Thema unser eigenes, also den eigenen verdrängten Schatten erkennen. Je stärker wir gefühlsmäßig bewegt sind, desto sicherer handelt es sich um eine eigene nach außen projizierte Problematik. Wir sehen also unsere Fehler, Schwächen bzw. Unzulänglichkeiten, für die wir keine Verantwortung übernehmen wollen, außerhalb von uns und bekämpfen sie dort.

Im Grunde sind wir gar keine Individuen, sondern Teil einer großen Seele, wie das vielleicht vielen durch die Corona-Krise bewusst geworden ist. Daher werden wir uns auch am besten im sozialen Kontext von unserem Schatten befreien können, weil er ja da auch entstanden ist.

Haben Sie das nicht auch schon erfahren dürfen, dass, wenn Sie sich selbst anderen gegenüber offenbaren, sich Ihre Gesprächspartner ebenfalls nur allzu gern öffnen. Sie wirken dabei oft geradezu befreit und bekennen sich ebenfalls. Und das gemeinsame Sondieren des noch nicht Erschlossenen ist ja auch ein wichtiger Schritt zur Erlösung. Wir können unsere psychischen Ängste bzw. unseren Schmerz besser auflösen, wenn wir die damit verbundene Thematik von verschiedenen Seiten beleuchten. Wenn wir sie ohne übertriebene Emotionen offenlegen und auch für die vorgeblich konträre Position eintreten können, haben wir uns schon so gut wie von unseren Schatten befreit. Dann erkennen wir in der Regel, dass die Angst vor dem Schmerz weit schlimmer ist, als der Schmerz selbst.

Das Sich-Öffnen und die Sicht der anderen können zu Heilung, Wachstum und der Erlangung von Selbstbestimmung führen. Wir können uns beschützt fühlen, wenn wir uns verletzlich machen.

Das erfahren wir ja auch in einer engen langjährigen Beziehung und wenn sie endet, fühlen wir uns erst einmal schutzlos. So lange, bis wir uns wieder anderen öffnen und sehen, dass wir mit unseren Problemen nicht allein sind. Wenn wir zu unserer inneren Wahrheit stehen, egal wie verletzt wir sein mögen, wird das immer zu Freude und Liebe führen.

Bewusstwerdung bedeutet, den eigenen Balken zu sehen

Nun noch mehr zur Projektion: Sind Sie nicht auch manchmal ganz verwundert, wenn Ihre Partner, Freunde oder Verwandte etwas an einer anderen Person kritisieren, das Sie an ihm oder ihr noch viel mehr tadeln könnten? Bei meinem nicht mehr im Fleisch weilenden Mann war es so, dass er mir vorwarf, ihn nicht ausreden zu lassen und mir oft mit einem bissigen Blick über den Mund fuhr. Aber während ich ihn seine Sätze beenden ließ, schnitt er mir häufig das Wort mitten im Satz ab.

Vor einigen Monaten ist mir bewusst geworden, dass auch mein neuer niederländischer Freund seine Schwächen lieber bei mir sieht, als bei sich selbst. Immer wieder sagte er mir, ich solle nicht alles so schnell machen, *rustig, rustig*, immer mit der Ruhe und mit Bedacht.

Am Nikolaustag konnte ich Maurits mit seinem eigenen Balken konfrontieren. Hätte uns jemand am Spätvormittag in unserer herrlichen Klamotte mit dem Handy gefilmt, wären wir wohl zu YouTube-Promis avanciert. Wir sahen an einem Abfall-Container einen antiken Stuhl. Ich sage, ich schaue ihn mir mal an und öffne die Beifahrertür. Als ich den Stuhl inspiziere, kommt Maurits hinzu, sagt, der ist nur noch Brennholz und zerlegt ihn mit einem einzigen Tritt. Plötzlich sagt er, was sind das denn für Leute ... fahren gegen die Mauer. Ich drehe mich um und renne dem Auto nach, das sich von uns weg bewegt und denke, das hat wohl jemand geklaut und renne hinterher. Auf einmal merke ich, dass es sich ganz allein leicht abschüssig und zum Glück in Richtung eines Zauns bewegt. Ich versuche, es noch zu erreichen, bevor es aufprallt, rufe zurück, mach du doch mal, du rennst doch schneller. Aber Maurits hatte gar nicht gemerkt, dass es sein eigenes Auto ist. Hinterher sagte er, ich habe gedacht, wieso kümmert sie sich, was die Leute machen. Seither zieht er immer die Handbremse.

Jedenfalls ist es ein Segen, dass wir meist auf äußerst spärlich befahrenen Nebenstraßen fahren. Und mir ist nach diesem Erlebnis klar geworden, dass Maurits nicht minder vieles mit Schmackes erledigt und daher auch mal leichtfertig Fehler macht. Ich sage nur Splitter – Balken.

Eine Bekannte hatte noch einen weit größeren Balken, von dem sie absolut nichts zu merken schien. Ihr Mann erhielt schon in jüngeren Jahren wegen Mobbing am Arbeitsplatz Rente. Statt sich einen neuen Job zu suchen, werkelte er zu Hause mit Holz, das seine Frau mit Blumenmotiven bemalte. Sie verkauften es auf Märkten. Barbara fragte mich mal, was ich denn tun würde, wenn ich kein Geld mehr hätte. Ich sagte, ich würde versuchen zu arbeiten, aber in meinem Alter wird das wohl schwer werden. Zum Amt will ich nicht gehen, aber im äußersten Notfall müsste ich mich halt überwinden. Da wäre die Frau fast ausgeflippt vor Empörung.

Auch hatte ich ihr von meinem prophetischen Traum erzählt und gesagt, dass unsere Hündin Sandy wohl nicht viel älter als zwei Jahre alt wird, da mir in dem Traum ein französischer Polizist ein rotes Lederhalsband überreichte. Als wir dann vom Urlaub zurückkamen und ich ihr erzählte, dass Sandy überfahren wurde, war sie außer sich vor Zorn. Statt mit uns zu trauern, ließ sie sich in endlosen Schuldzuweisungen aus. Kurze Zeit darauf erzählte sie mir, dass ihre Hündin, aus dem Auto gesprungen und auf die Straße gelaufen war, ohne dass etwas passierte. Ich sagte, da habt ihr mehr Glück gehabt als wir. Aber in meinem Astral-Chart steht ja auch, dass ich in diesem Leben viele Verluste hinnehmen muss. Aber sie reagierte gar nicht darauf. Als ich dann von einer Freundin hörte, dass eben diese Frau S. nach Jahren ihren großen Hund wieder an den Züchter zurückgegeben und sich ein oder zwei kleine Pudel gekauft hatte, war ich doch recht erstaunt, was die menschliche Psyche doch so an Verdrängung bzw. Projektion leisten kann. Allerdings kann ich mich nicht mehr an ihr Motiv erinnern. Ich bin auch von meiner Persönlichkeitsstruktur her kein Mensch, der voreilig urteilt. Wir haben alle unsere Gründe, weshalb wir etwas tun, bzw. liegen diese Bewandtnisse in unseren Genomen verborgen. Dennoch werden wir gegebenenfalls unsere Handlungen selbst zu verantworten haben.

Was verraten unsere Gene?

Wie schon gesagt, können unsere Handlungen genetisch bedingt sein. Denn, wie bereits erwähnt, ist alles was wir in früheren Leben getan und erlebt haben, in unserer nicht-codierten DNA, der sogenannten Junk-DNA gespeichert (Rudd 2015). Das streiten allerdings die Verfechter der Theorie, dass das Erbgut aus nutzloser Junk-DNA besteht, ab. Da keine der Fraktionen bislang zwingende Beweise vorbringen konnte, ist ein Ende des Streits offen.

Da forschen wir besser selbst. Denn die eigenen Erkenntnisse sind doch das, was wirklich Wissen schafft. Wenn etwas über Jahrmillionen hinweg bewahrt wurde, wird es wahrscheinlich auch eine Funktion besitzen. Wenn Sie zum Beispiel nicht wissen, warum Sie unbegreifliche Angst vorm Wasser haben, ist anzunehmen, dass Sie in einem früheren Leben ertrunken oder nahe am Ertrinken waren. Dies können Sie durch eine Rückführung in Erfahrung bringen. Wenn Sie etwas über Ihre Genschlüssel erfahren wollen, um Ihren genetisch vorgezeichneten Lebensweg zu finden, können Sie unter folgendem Link durch die Angabe von Geburtsort und Geburtsstunde kostenlos Ihr hologenetisches Profil erstellen lassen.

https://genekeys.com/free-profile

Sie werden staunen, wie beglückend es sein kann, herauszufinden, was in unseren Genschlüsseln verborgen liegt bzw. warum wir so ticken, wie wir ticken. Wir wollen ja alle glücklich sein, aber viele von uns sind es ganz und gar nicht. Je nach Persönlichkeit bzw. genetischem Programm hält das Leben bestimmte Pech- oder Glücksfälle für uns bereit. Ob wir das Glück oder das Pech wählen, liegt an uns. Sind wir angstvoll, versagen wir, weil wir uns nicht trauen. Sind wir dagegen von der waghalsigen Sorte, verspielen wir alles, weil wir unvorsichtig sind. Ich denke, von beidem etwas zu haben. Aber zu einem Drittel würde ich mich auch dem beständigen loyalen Typ zurechnen. Dieser bleibt in einer weniger geeigneten Situation, weil ihm oder ihr das gewisse Unglück lieber ist als das ungewisse Glück. Das alles geschieht unbewusst. Mitunter wird es uns am Ende unseres Lebens beim Rückblick bewusst. Doch, um von Anfang an ein erfülltes Leben führen zu können, sollten wir erkennen, warum wir so sind, wie wir sind.

Ist Ihnen auch aufgefallen, dass in letzter Zeit immer mehr Menschen mit ihren Schatten aufräumen und eine Gesinnung entwickeln, die weniger auf Verdrängung basiert? Eine aufkeimende Tugend des Herzens spürten global viele Menschen, als Angela Merkel anordnete, Deutschlands Tore für die Flüchtlinge zu öffnen. Mit meiner jahrelangen Marokko-Erfahrung wäre ich bezüglich der einzelnen Männer zögerlicher gewesen. Aber ihr „wir schaffen das“ weckte in vielen Herzen Vertrauen und den Willen, sich nützlich zu machen. Dies geschah auch auf die Initiative *Schulstreik für das Klima* der 16-jährigen Greta Thunberg. Auch Corona bietet diese Chance.

In Millionen von Jahren unserer Fortentwicklung als Menschheit haben wir gelernt, dass wir alleine nicht leben können und wir von den anderen abhängig sind, wie sie auch von uns. Um diese Kultur gegenseitigen Vertrauens und Miteinanders zu vertiefen, plädiere ich für das globale, von traditionellen und ökonomischen Bedingungen jeweiliger Länder abhängige bedingungslose Grundeinkommen. Ein garantiertes regelmäßiges Grundeinkommen würde soziale Sicherheit schaffen, motivieren, die Kreativität fördern, die Würde des Menschen schützen und soziale Ungleichheiten sowie die Migration aus armen Ländern eindämmen.

Dass dabei sogar der Arbeitseifer steigt, haben vor vielen Jahren bereits die Versuche unter Lyndon B. Johnson und Richard Nixon ergeben. Diese US-Präsidenten hatten seinerzeit das *basic income* bereits ausgiebig getestet. Dabei stieg die Produktivität um 30 %. Die meisten Leute legen sich also keinesfalls auf die faule Haut.

Für ein globales, an die jeweilige ökonomische Situation angepasstes Grundeinkommen setzt sich eine ständig wachsende Anzahl von Menschen ein. Als ich vor Jahren den ersten Blog-Bericht über ein garantiertes Grundeinkommen schrieb, wurde dieses noch als Hirngespinst abgetan. *Heute ist es in aller Munde. Denn, mehr als sechzig Jahre nach Herausgabe von Ludwig Erhards Buch "Wohlstand für alle" erleben immer mehr Deutsche, dass mit ihrem Arbeitseinkommen kein Wohlstand mehr möglich sein wird. Durch den Fortschritt in der Automatisierung wird es für Deutschland keinen anderen Ausweg mehr geben als das bedingungslose Grundeinkommen einzuführen.*

www.marianne-e-meyer.com/2018/05/14/wann-kommt-das-bedingungslose-grundeinkommen

„Folgend einige Promis, die Befürworter des bedingungslosen Grundeinkommens sind bzw. waren: Bürgerrechtler Martin Luther King, FB-Gründer Mark Zuckerberg, Psychoanalytiker Erich Fromm, Ebay-Gründer Pierre Omidyar, Vorstandsvorsitzender der Telekom Timotheus Höttges, DM-Gründer Götz Werner, Künstler Joseph Beuys, Eiskunstlaufikone Marika Kilius, Schauspieler Klaus Maria Brandauer, Soziologe Ralf Dahrendorf, Publizistin Gertrud Höhler ...“

http://www.wirtschaft-fuer-grundeinkommen.com/supporters

Das Bürgergeld-System, das in vielen Ländern bereits fruchtet, funktioniert in allen Gesellschaften. *„Es sichert überzeugend die Freiheit und die Würde jedes Menschen. Das Bürgergeld erwartet und unterstützt den Einzelnen dabei, Eigenverantwortung wahrzunehmen, seine Talente zu nutzen und in verantworteter Freiheit sein Leben und die Welt zu gestalten.“*
http://www.solidarisches-buergergeld.de

Zu diesem Ergebnis waren die CDU-Politiker Dieter Althaus und Ronald Profalla bereits vor mehr als zehn Jahren gekommen, als sie die Vorteile des solidarischen Bürgergelds geprüft hatten.

Auf geistige Botschaften achten

Wenn wir uns für die geistige Welt öffnen, wird uns ein unerschöpflicher Quell an Wunder, Liebe und Trost zuteil. Durch ihre Impulse können wir ein besseres und erfreulicheres Leben führen. Die Botschaften und Anregungen aus der geistigen Welt können höchst hilfreich und Balsam für die Seele sein sowie Heilung, Frieden und Familiarität schenken.

Irgendwann gehören wir ja auch wieder dieser geistigen Welt an, nachdem wir unseren Weg des jeweiligen Lebens gegangen sind, bzw. unseren Plan ausgeführt haben, den wir für unser Leben durch unsere Schöpferkraft entwickelt haben. Dann freuen wir uns auch wieder, wenn wir den Menschen helfen können, sich für die Dinge zu öffnen, die unsichtbar sind. Und wir freuen uns, wenn sie die Botschaften und die *Wunder* als solche erkennen. Magische Kräfte sind doch auch nichts anderes, als die nicht erkannte Wissenschaft.

Ich habe vor allem durch die in meinen Büchern „*Über den Tod hinaus*“ und „*Sad News*“ dokumentierte Nachtod-Kommunikation mit meinem Mann via Erscheinungen, PC, TV etc. erfahren, dass unsere in den höheren Frequenzebenen existierenden Lieben immer noch Anteil an unserem Leben nehmen. Da für sie im Jenseits Zeit relativ bzw. Vergangenheit und Zukunft eins sind, können sie sich bei uns melden, wenn irgendein besonderes Ereignis bevorsteht. Z. B. meldete sich meine Großmutter Maria am Donnerstag, dem 3.9.1998, mit ihrem ganz eigenen Duft. Dieser streifte mich, als ich am

Computer saß, so, als ob sie hinter mir gestanden hätte. Sie wollte mich wohl auf ein besonderes Ereignis aufmerksam machen. Offenbar ratterte im Druck- und Verlagshaus gerade die Seite mit meinem Interview durch die Presse. Am nächsten Morgen rief meine Mutter an und sagte: *Heute bist du der Star der Zeitung: ein fast einseitiges Interview mit großem Farbfoto von dir und deinem Buch.* Ich erzählte ihr von meinem Dufterlebnis. Daraufhin sagte sie: *Merkwürdig, ich hab beim Lesen des Artikels das Gefühl gehabt, als ob sie mir über die Schulter geschaut hätte.*

Fast zwanzig Jahre später, in der Nacht zum 23. Mai 2018, träumte ich von all meinen Lieben im Jenseits. Mit Oma Maria habe ich gegessen, Mama, Papa und Peter haben im Meer gebadet. Alle waren in bester Stimmung. Dieser positive Traum nahm mir die Angst und Sorge wegen meines Bruders, dem letzten Überlebenden meiner Herkunftsfamilie, den ich immer noch auf der Intensivstation vermutete. Aber dieser Traum sollte mir zeigen, dass alles gut gehen wird. Und so war es dann auch.

Einige Wochen vor diesem Ereignis bat mich Angelika Pape, die neben Heilpraktikerin auch ausgebildete Astrologin ist, mit ihrem Hund zum Tierarzt zu gehen. Dafür wollte sie mir die Sterne deuten. Mir sagte sie u. a. Erfolg in meiner Arbeit voraus, dass ich so alt werde, wie Helmut Schmidt und in vier Jahren umziehen werde, entweder innerhalb Portugals oder nach Hamburg bzw. Schweden. Ich sagte, *Letzteres wohl eher nicht, ich liebe es warm. Ich würde wohl allenfalls im Dezember nach Schweden reisen, wenn mir der Nobelpreis verliehen würde.* Als ich ihr die Daten meines Bruders gab, sagte sie, *er wird eine schwere Krankheit haben, es wird auf Messers Schneide stehen und darauf ankommen, wie er behandelt wird.* Am 15. Mai rief ich in Michelstadt an und wollte meinen Bruder sprechen. Dabei erfuhr ich, dass er seit einer Woche im Krankenhaus auf der Intensivstation liegt.

Am 23.5. um etwa 9:30 Uhr fuhr ich meinen PC hoch und ging vorher noch mal ins Badezimmer. Erstaunt stellte ich fest, dass sich Skype automatisch geöffnet hatte und mich der Name meines Bruders auf der Kontaktliste anstrahlte. Bekümmert wählte ich die Nummer und bildete mir ein, dass meine Schwägerin sich mit einer weinerlichen Stimme gemeldet hatte und rief erschrocken, *was ist?* Sie sagte: *nichts. Alles im grünen Bereich. Es geht ihm wieder besser.* Ich hätte es mir wegen des positiven Traums denken können. Meine Lieben im Jenseits wollten mich offenbar beruhigen.

Am Morgen des 25.5.18 folgte ich dem Rat unseres mich am Vortag überraschend besuchenden bayrischen Freundes Karl und lud die Batterie des Wohnmobils auf. Als ich später wieder am PC saß, gab es ein merkwürdiges Geräusch, so, als ob sich das gespülte Geschirr bewegte. Ich dachte noch, komisch, reagierte aber nicht. Kurz darauf wieder ein merkwürdiges Geräusch. Jetzt fiel mir ein, dass ich besser mal nach dem Batterieladegerät schaue. Und in der Tat, die Batterie war vollkommen aufgeladen. Sie werden nun denken, na ja, das ist doch alles Einbildung. Aber, da ich schon mein ganzes Leben lang Kontakt zur anderen Welt habe, ist es für mich nichts Besonderes und ich bin immer dankbar für die Hilfe meiner Lieben.

Was will ich wirklich?

„Bittet, so wird euch gegeben werden; suchet, so werdet ihr finden ..."

Wie eingangs des VIII. Teils erwähnt, habe ich die Freudenbotschaft nach Matthäus Kapitel 7, Vers 7 „Bittet so wird euch gegeben werden; suchet, so werdet ihr finden ... „ in meinem Leben öfters erfahren dürfen und sie in einigen meiner Bücher offengelegt. Zwei Beispiele, die meiner Meinung nach beide mit meinem vor drei Jahren verstorbenen Mann zu tun haben, will ich hier wiedergeben. Und zwar mit dem Wunsch, dass meine Leser erkennen, dass sie der Glaubenssatz der Lutherbibel wirklich weiterbringen kann.

Das erste Exempel zitiere ich aus meinem Buch „*Zugvögel auf Rädern II: Unsere Reisen mit dem Wohnmobil 2015 - Fit und froh in Marokko*". Es geht darum, dass ich meinem Mann, der in seiner Midlife-Crisis nicht wusste, womit er sich beschäftigen soll, riet, sich als Rennfahrer zu sehen, da das immer sein Traum war. Denn ich sah mich als Autorin und begann, Reiseberichte zuschreiben.

„*Mein erstes Buch Spirulina, das blaugrüne Wunder basiert auf meiner Doktorarbeit über die Mikroalge Spirulina und Immunabwehr. Seitdem erfreue ich mich am wonnigen Prozess des Schreibens und am Glück, mit meinem Hobby Geld zu verdienen. Zu Peter sagte ich, verschleudere deine*

Talente nicht, sondern lebe sie! Wir gestalten unsere eigene Wirklichkeit. Stell dir einfach vor, was du am liebsten machst. Bei mir hat es doch auch geklappt. Ich habe im Geist Lesungen veranstaltet und auf der Buchmesse meine Bücher vorgestellt. Peter motzte, du hast gut reden, schreiben kann man in jedem Alter. Mir macht nichts Spaß, außer den ganzen Tag über die Nordschleife zu brummen. Glaubst du, mir altem Sack gibt irgendeiner Geld dafür, dass ich auf dem Nürburgring fahre?

Stell es dir einfach nur jeden Tag vor! Unglaublich, aber wahr: Wenige Monate, nachdem ich meinem besten Freund das schöpferische Training seiner grauen Zellen geraten hatte, wurde ihm ein Job als Testfahrer bei AMG Mercedes angeboten. Jahrelang durfte er durch die Grüne Hölle rasen!

Dieses Prinzip der Gestaltung unserer Wirklichkeit macht uns wirklich happy. Das Hobby kann erst mal Nebenjob sein. Ich bin dafür, alles auszuprobieren, was Freude bereitet. Letztlich sind unsere eigenen gesammelten Erfahrungen die wahre Wissenschaft. Willst du z. B. wie wir, den Winter in Südeuropa oder Nordafrika verbringen, stell dir die Reise täglich vor. Selbst, wenn du erst mal ein Wohnmobil mietest und es nur ein langer Urlaub von vier oder fünf Wochen wird.“ (Seite 7)

Ebenso offenkundig wie im vorherigen Beispiel kommt die Freudenbotschaft der Lutherbibel durch mein Erlebnis vom Mai 2019 zum Ausdruck, obwohl ich ja gar nicht so richtig um etwas gebeten habe:

Ende April wanderte ich mit meiner Freundin und den Hunden in unseren Bergen. Wir unterhielten uns über unser derzeitiges Leben. Ich sagte zu Renate, ich fühle mich nicht einsam, brauche keinen Mann mehr. Immerhin lebe ich nun mehr als zwei Jahre allein und habe mich ganz gut eingerichtet. Ich könnte mir auch gar nicht mehr vorstellen, jetzt meinen alten Körper einem neuen Mann zu zeigen. Peter habe ich mit 24 kennengelernt und wir waren so vertraut miteinander, wir fanden uns auch alt schön. Wenn es einen gäbe, der mir ebenso vertraut wäre, wenn er auch noch kochen könnte, wie dein Mann, sodass ich nicht jeden Tag kochen müsste, wenn er nicht trinken und rauchen würde, wenn er die gleichen Interessen hätte, wie ich und mir am besten alles abnehmen könnte, wozu ich keine Lust habe.

Gibt es denn so einen Mann? Wir glaubten beide nicht daran. Doch könnte es sein, dass meine Lebenszahl 7 besonders mit dem Matthäus Kapitel 7,

Vers 7 korreliert? Zwar habe ich nicht direkt gebeten, auch nicht gesucht, aber dennoch gefunden. Wie?

Ein paar Tage später sang unser Shanty-Chor in einem Seniorenheim mit angeschlossenem Kindergarten für Groß und Klein. Da so wenig Männer mitgesungen hatten, fragte ich am Ende unsere Leiterin, wieso ist denn der Neue nicht da gewesen? Er war doch gestern in der Chorprobe. Sie sagte, seine Frau ist letztes Jahr gestorben, da ist ihm oft nicht zum Singen zumute. Das überraschte mich. Den Neuen fand ich attraktiv und hätte nie gedacht, dass er allein ist. Wie rund die Hälfte der Mitglieder ist Maurits Holländer. Ich kontaktierte ihn per E-Mail, erklärte ihm, dass ich von seiner Lage erfahren habe und sie nachfühlen kann, da ich fast genauso lange wie er verheiratet war. Da ich dachte, dass ihn meine posthumen Erfahrungen mit meinem Mann trösten könnte, hing ich ihm mein Buch „Über den Tod hinaus" an. Darin, und noch mehr in dem Folgeband mit den Wasserkristallbotschaften, habe ich beweisen können, dass das Leben unserer Lieben weitergeht.

Bei der nächsten Chorprobe tranken wir draußen im Café Zé noch ein Wasser. Maurits sagte, meine Frau Lucie ist am 1. Juli, meinem 68. Geburtstag gestorben. Sie war 64. Ich sagte, mein Mann Peter ist am 11.2.17, genau eine Woche nach seinem 75. Geburtstag gestorben. Ich erzählte Maurits noch von einigen meiner posthumen Erfahrungen mit Peter, die mir sehr halfen, über den plötzlichen Tod hinwegzukommen. Zwar hatte mein Mann vor seinem Übergang in die andere Welt davon gesprochen, dass er nicht mehr dieser Welt angehöre und auch gesagt, er glaube, dass er nicht älter als 75 werde. Aber ich habe es verdrängt und gesagt, dein Vater ist doch vor 50 Jahren schon 76 geworden. Da wirst du doch sicher viel älter werden. Maurits erzählte von seinem sechsjährigen Leidensweg mit seiner krebskranken Frau. Freunde und Bekannte der beiden erkundigten sich immer nach Lucie, aber niemand hätte ihn mal gefragt, wie es ihm ginge. Aber das, was ein Partner mitmacht, kann ein anderer nur verstehen, wenn er selbst diese Erfahrung gemacht hat.

So war das auch, als ich meine Mutter bei mir hatte. Da fragten alle nur nach ihr. Niemand fragte, wie es mir dabei ging, keine freie Minute mehr zu haben. In meiner Verzweiflung, einmal allein einkaufen zu können, brachte ich meine Mutter für eine halbe Stunde zu ihrer zehn Jahre älteren Tante.

Und dann beschließt die Partei, der meine Eltern für über 40 Jahre angehörten, eine Grundrente, bei der nur die Menschen sie erhalten, die 35 Jahre einbezahlt haben. Da ich zehn Jahre in USA lebte und die letzten Jahre für meine Mutter sorgte, fehlen mir ein paar Jahre. Ich kann mit meiner marginalen Rente von 450 Euro und den paar Euro, die ich mit meinen Büchern verdiene, in Portugal leben, da ich damit in etwa am portugiesischen Durchschnittseinkommen liege. Aber in Deutschland könnte ich damit meinen derzeitigen Lebensstandard keinesfalls halten. Ich fürchte, dass es bei diesem ungerechten Renten-Gesetz zu schweren Unruhen kommt. Denn, auch wenn die Rentner selbst nicht auf die Barrikaden gehen, ihre Kinder und Enkel könnten schon etwas dagegen haben, dass ihre gut situierten Bekannten mit der Grundrente belohnt werden, während ihre Mütter oder Großmütter, die wegen der Kindererziehung vielleicht nur 25 oder 30 Jahre arbeiten konnten, leer ausgehen sollen. Und dass sie weniger erhalten, als ihre Zeitgenossen, die überhaupt nicht gearbeitet haben oder ihren europäischen Nachbarn, die eine Grundrente erhalten. Wieso staffeln wir Renten nicht, so wie z. B. in Holland? Da wird für jedes Jahr, das man nicht in den Niederlanden war bzw. nicht gearbeitet hat, 2 % abgezogen. Das wäre für die Mutter, die nur 30 Jahre gearbeitet hat, 10 % weniger. Wenn eine Person 400 Euro zu ihrer Rente bekäme, wäre es bei obiger Frau €40 weniger, also 360.

Ich schrieb wegen dieses Unrechts an den Landesverband Hessen und schlug die Staffelung vor, um Ausschreitungen zu vermeiden. Daraufhin bekam ich ein lapidares Schreiben des Generalsekretärs Degen, das in keiner Weise auf meine Vorschläge einging, sondern nur die geplante unfaire Grundrente erklärte. Da hatte seinerseits Bill Clinton, dem ich einige Vorschläge bezüglich des Gesundheitswesens unterbreitete, in seinem Antwort-Brief mehr Interesse gezeigt.

Aber zurück zu dem, was wir durch Erfragen in unser Leben rufen können. Maurits, mein Chorkamerad hat de facto die von mir ersehnten Hausfrauen-Gene. Am 5. Mai hatte ich vor, mit dem Fahrrad zum Zigeunermarkt zu fahren und, da Maurits in der Nähe wohnt, verabredeten wir uns dort. Danach picknickten wir an einer Ruine. Ich hatte einen leckeren Avocado-Papaya-Salat mit geraspelten Ingwer, Kürbiskernen sowie Kokos-Creme und Kokos-Chips gemacht. Und, da ja bekanntlich Liebe durch den Magen geht und der Holländer mich auch von Anfang seiner Chormitgliedschaft an attraktiv fand, verabredeten wir uns noch öfters und sind heute ein Paar. Zwar lebe ich immer noch in meinem kleinen angemieteten Bauernhaus und Maurits in seinem aus einer Ruine selbst gebauten Haus, aber wir sehen uns jede Woche vier Tage. Wenn er zu mir kommt, verwöhne ich ihn mit meiner Kochkunst, wenn ich zu ihm komme, verwöhnt er mich mit Gemüsekuchen (siehe Rezept-Teil) und -suppen oder asiatischen Gerichten. Ja, Maurits kann ebenfalls gut kochen. Auch liebt er es, Staub zu saugen und Wäsche zu waschen. Wir haben gleiche Interessen, z. B. Handwerk, Pflanzen, Lesen, Flohmärkte und Radfahren. Wir mögen die gleiche Musik und lieben Berge mehr als das Meer. Obwohl wir hier ja beides haben und gern auch mal mit Tobi zum Hundestrand gehen. Ja, Tiere mag Maurits auch.

Probieren Sie es also auch aus und bitten Sie um das, was Sie wirklich wollen. Oder beschäftigen Sie sich schon in ihrer Freizeit mit dem, was Sie anstreben. Sollten Sie sich noch nicht so ganz im Klaren sein, was Sie wirklich wollen, verfassen Sie am besten eine Wunschliste und schreiben Sie, wie schon erwähnt, zehn Wünsche auf. Wenn wir uns mit unseren Wünschen täglich beschäftigen, kristallisiert sich ganz von allein allmählich das heraus, was wir wirklich wollen.

Unsere Lieben im Jenseits, die, auf einer höheren Frequenz schwingend, uns hin und wieder besuchen, sind immer gern bereit, uns bei unserer Wunscherfüllung zu unterstützen. Wir sollten nur klar herausarbeiten, wie wir unser Leben gestalten wollen. Bittet, so wird euch gegeben … und manchmal werden wir auch gelenkt und das Orchester spielt, ohne dass wir die Musik bestellt haben. Vielleicht müsste die Frage nicht *was wollen wir wirklich*, sondern was *wissen wir wirklich* sein. Könnte es sein, dass unser ganzes Leben nur ein kosmischer Witz ist?

Lieben und Lachen, die beste Medizin gegen die Angst

Ängste belasten und blockieren uns. Auch halten sie uns davon ab, klar zu denken, zu handeln und Entscheidungen zu treffen. Angst nimmt uns unsere Lebensfreude und lässt uns oft sogar im Bett den Sorgen-Salat so lange durchmischen, dass sie uns auch noch den Schlaf raubt. Dabei fühlen wir uns meist hilflos unserer Angst ausgeliefert. Ich erinnere nur an die weltweite Angst, die das Coronavirus ausgelöst hat und hoffe, dass wir das Schlimmste überstanden haben, wenn das Buch erscheint. Im Rückblick auf frühere Pandemien und Hinblick auf die Zahl weltweiter Todesfälle durch andere Krankheiten könnte es fraglich sein, die gesamte Welt- und Finanzwirtschaft in eine Abwärtsspirale zu treiben. Denn so oder so werden wir von Mikroorganismen beherrscht. Denken Sie nur daran, dass Darmbakterien unser Immunsystem steuern, das generell mit Viren besser fertig wird, als mit Bergen von tierischen Fetten, mit denen sich viele Zeitgenossen vollstopfen.

Erleben Sie auch mitunter, dass, wenn Sie sich vor einer Situation fürchten, Sie diese geradezu anziehen? Sorgen erzeugen eine Emotion, die eine gedankliche Vorwegnahme möglich gefährlicher Vorfälle anklingen lässt. Die preisgekrönte Filmemacherin Barbara Gordon hatte z. B. ein Leben lang Angst davor gehabt, in der Psychiatrie zu landen, bis die selbsterfüllende Prophezeiung sie einholte und in die gefürchtete Anstalt brachte. (1983)

Als Kind hatte ich vor allen möglichen Insekten Angst. Und so suchten die kleinen Tierchen mich von allen Familienmitgliedern am meisten heim. Ich kann nun nicht genau sagen, wann sich meine Angst vor Ohrenkneifern, Spinnen, Faltern und Libellen in Liebe verwandelt hat. Aber wenn ich heute jemanden nach Wespen schlagen oder mit der Fliegenklatsche hantieren sehe, wundere ich mich, dass mich die Flattermänner überhaupt nicht mehr stören. Sie tun mir nur leid, wenn sie verscheucht oder getötet werden. Ich spreche sogar mit Spinnen, Asseln & Co. Und, wenn ich Gäste habe, lotse ich sie hinaus. Letztere Krebstierchen trage ich sogar in die Hand hinaus.

Für einige Menschen wäre es auch beängstigend, das zu erleben, was ich mit meinen Lieben im Jenseits erfahre, wie Sie in meinen Büchern lesen können. Am 24.12.19 habe ich wieder so etwas erlebt. Die geistige Welt kann mit uns via Elektrizität und Wasser kommunizieren. Wir wissen, dass Strom vielfach funktioniert und Wasser auch erstaunlich viel kann. Dennoch ist es der etablierten Wissenschaft noch nicht gelungen, hinter das Geheimnis der Elektrizität und des wandelbaren Elements zu kommen. Weil viele Forscher die Existenz der anderen Welt außer Acht lassen. Hoffen wir, dass sie ihre Scheuklappen bald fallen lassen.

Aber nun will ich Sie nicht länger auf die Folter spannen und Ihnen mein Erlebnis mitteilen: Eine Stunde, bevor ich zum Haus meines Schwagers ging, um wie jedes Jahr mit der ganzen Familie den Heiligen Abend zu feiern, wurde es plötzlich ganz warm. Da ich den Kaminofen nicht anhatte, wunderte ich mich sehr. So lange, bis ich in Richtung Herd blickte. Die Lampe der Schnellheizplatte blinkte, obwohl der Schalter auf „Off" stand. Ich hatte meine letzte Mahlzeit Stunden zuvor zubereitet und die Platte abgestellt. Also konnte ich nur den Stecker ziehen, um den Stromkreis zu unterbrechen. Schade, dass ich nicht daran dachte, ein Beweisfoto zu machen. Aber selbst dann würden die Zweifler eine andere Ursache vermuten, obwohl nachher die Platte nie mehr von alleine anging. Mir wurde jedenfalls rasch klar, dass dies Peters frohe Botschaft war. Er wollte damit kundtun, dass er wie früher üblich, auch heute wieder beim Weihnachtsessen dabei sein würde. Und natürlich haben wir auch auf ihn angestoßen und ihm gezeigt, dass wir sein Zeichen erkannt haben.

Wenn wir also auf solche Signale achten und die Liebe zu unseren Lieben in der anderen Welt weiter pflegen und natürlich auch die Liebe zu unseren diesseitigen Lieben, hat Angst kaum noch Platz. Durch solche Nachtodkontakte wollen uns unsere Lieben unter anderem mitteilen, dass wir froh sein können, wenn wir das *Jammertal* verlassen dürfen. Also: *No fear Man!*

Meine beiden Hauptstrategien gegen Ängste, die ja zum Leben gehören, sind die bewusste Konfrontation mit der Situation und Atemübungen. Ich stelle mir also die widrige Situation bei vollem Bewusstsein ohne Panik vor und frage mich: Was ist das Schlimmste, das passieren kann? Wie würde ich zunächst handeln, was wäre mein nächster Schritt? Insofern bereite ich mich auf alle möglichen schlimmen Situationen vor und bin dann, sofern sie eintreten, gewissermaßen präpariert. Und selbst wenn meine Angst eintreten sollte, weiß ich, dass diese Emotion vorübergehen wird, dass ich sie überleben werde. *Was uns nicht umbringt, macht uns härter.*

Wenn mich eine diffuse, unerklärliche Angst überkommt, lege ich mich auf den Rücken, linke Hand aufs Herz, rechte auf den Bauch, atme langsam in den Bauchraum und konzentriere mich nur auf meine Atmung.

Kommt plötzlich eine angsteinflößende Situation auf, wenn ich z. B. mit dem Fahrrad auf einem einsamen Weg an einer Gruppe gefährlich aussehender Männer vorbei radle, sitze ich aufrecht selbstbewusst da und setze ein breites Lächeln auf. Dass ich meine Angst gewöhnlich weg lache, hat wohl mit einem Erlebnis zu tun, das ich als nicht einmal Einjährige mit meiner Mutter hatte. Hier ein Auszug aus meinem Buch *Zugvögel auf Rädern II:*

Ich spiele mit meinen Sachen in heimischer Dunkelheit. Plötzlich öffnet das mir vertraute große Mädchen die Tür und schaltet das Licht an. Angst steigt auf! Wird sie schimpfen? Was soll ich tun? Zum Zurücklegen ist es zu spät. Wie hypnotisiert starre ich auf ihren Arm am Lichtschalter und halte die Luft an, als sie zum Schrank geht, um ein Handtuch herauszuholen. Beim Umdrehen entdeckt sie mich im Gitterbett sitzend. Ich bleibe sitzen und lache das mit dunklen Locken umrahmte schöne Gesicht lauthals an. Meine Mutter fällt in mein Lachen mit ein und überhört den von meinem Herzen purzelnden Stein. Sie sagt, leg dich jetzt hin und schlafe. Dabei schwingt in ihrer Stimme ein gewisser Stolz über ihr aufgewecktes, sich in der Dunkelheit nicht fürchtendes Mädchen mit.

So hat sich wohl mein sonniges Wesen entwickelt. Später erfuhr ich, dass ich noch nicht einmal ein Jahr alt war, als ich die Lektion 'Lachen tötet Angst' lernte. Als ich nämlich meiner Mutter dieses Erlebnis erzählte, fiel sie aus allen Wolken. Die von mir beschriebene Anordnung der Möbel machte ihr klar, dass diese Begebenheit aus einer Zeit rührte, als wir noch in einem der Zeppelinhäuser in der Waldstraße wohnten. Wir zogen von dort weg, als ich 10 Monate alt war! (S. 58)

Angst zu haben ist okay, denn unsere Angst ist normal. Wir alle haben Angst und müssen lernen, richtig mit ihr umzugehen. Sollten Sie eine unerklärlich extreme Angst z. B. vor Wasser haben, kann es sein, dass sie genetisch bedingt ist. Vielleicht sind Sie in einem Ihrer Vorleben ertrunken.

Um diese Art Angst zu überwinden, könnte eine Rückführung bei einem Hypnose-Therapeuten hilfreich sein.

Und sollten Angst- bzw. Panikattacken enorme Erschwernisse in Ihrem Leben hervorrufen, sollten Sie keinesfalls zögern, sich Hilfe zu suchen.

IX. LÄNGER LEBEN DURCH LANGSAMERES ATMEN

Die Luft, die wir atmen, ist nach dem Wasser für Körper, Seele und Geist das wichtigste Element. Yogis sind davon überzeugt, dass sie ihre Vitalität und Energie einer unsichtbaren kosmischen Kraft verdanken. Auch die Australierin Jasmuheen und viele, die es ihr nachgemacht haben, leben ohne zu essen. Ohne Wasser können wir je nach Luftfeuchtigkeit bis zu zehn Tagen überleben. Aber ohne zu atmen, sterben wir nach drei Minuten.

Durch richtiges Atmen beruhigen wir unsere Seele, erfrischen den Geist, erhöhen unsere Lebensenergie und verlängern unser Leben. Denn, wenn das Herz weniger oft schlagen muss, bleibt mehr Energie für Verdauung und Entgiftung.

Das Atmen beeinflusst unsere Gefühlswelt: Sind wir aufgeregt und nervös, atmen wir schneller als im Ruhezustand. Dagegen können wir zur Beruhigung der Nerven ein paar tiefe Atemzüge machen. Aufgrund der heutigen Hektik im Alltag sind wir es gewohnt, oberflächlich zu atmen, unsere Nahrung herunterzuschlingen und uns wenig zu bewegen. Damit regen wir unser Atmungs-, Kreislauf- und Entgiftungssystem kaum an. Dies führt zu einer Abwärtsspirale in Lebensqualität und Gesundheit. Wir versauern.

Wenn wir zu wenig Sauerstoff im Körper haben, werden wir müde und leiden oft unter Schmerzen bzw. Entzündungen. Die meisten Krankheiten, so auch Krebs, gedeihen in sauerstoffarmem Milieu. Wir benötigen dringend Sauerstoff, um allen Zellen bzw. den Mitochondrien - den Kraftwerken unserer Zellen – Nähr- und Vitalstoffe zuzuführen, damit sie den Treibstoff für unseren Körper herstellen können. Wie gesagt, können Krankheiten in einer sauerstoffreichen Umgebung kaum existieren. Flaches Atmen, wenig trinken und eine schlechte Körperhaltung führen zu einer verminderten Sauerstoffaufnahme und zur Übersäuerung.

Die preiswerteste Art, den Körper zu alkalisieren, ist die tiefe Bauchatmung und Bewegung. Fast so günstig ist das tägliche Fußbad mit Natron oder das Trinken von Natron-Wasser, am besten 2-3 Stunden vorm Essen oder zur Bettzeit, 3 Stunden nach der letzten Mahlzeit. Natriumbikarbonat wird im Magen sofort zu CO2 und treibt die Bikarbonate ins Blut. Es erhöht auch den Sauerstoff-Gehalt, *da alkalische Gewebe und Flüssigkeiten mehr Sauerstoff enthalten und verbrauchen* (Sircus S. 19).

Der Körper benötigt Sauerstoff, Wasserstoff und CO2

Wer hätte das gedacht, dass ein für unsere Gesundheit förderliches Gasgemisch neben Wasserstoff und Sauerstoff auch CO2 enthält. Ja, auch Letzteres ist ganz wichtig für die Gesundheit. Besonders in Stresssituationen, wenn wir flach atmen, haben wir nicht mehr genug Kohlendioxid, wir hyperventilieren und greifen besser rasch zur Papiertüte, um das ausgestoßene CO2 gleich wieder einatmen zu können.

Wie wir zur optimalen Verwertung essenzieller Gase richtig atmen, können Sie im Buch *Hydrogen Medicine* von Dr. Mark Sircus erfahren: Je langsamer wir atmen, desto höher ist die Herzfrequenzvariabilität. Bei ungesunden oder älteren Personen ist die Schwankung des Herzschlags während einer Aktivität viel kleiner (zwischen 70 und 75 pro Minute) als bei sportlichen, gesunden Menschen (zwischen 60 und 80).

Wir atmen meist oberflächlich. Auch mangelt es uns an Bewegung und der Stimulation unserer Atmungs-, Kreislauf- und Entgiftungssysteme. Dies hat zur Folge, dass sich unsere Lebensqualität und Gesundheit verschlechtert.

Krankheiten entwickeln sich in sauerstoffarmen Umgebungen. Der Mangel an Sauerstoff im Körper verursacht viele Leiden, nebst Schmerzen und Entzündungen. Auch Krebs gedeiht in sauerstoffarmer Umgebung. Wir brauchen Sauerstoff, um allen Zellen im Körper Nährstoffe und Energie zuzuführen. 99 % der gesundheitlichen Probleme können nicht in einer sauerstoffreichen Umgebung entstehen.

Mark Sircus spricht von Natriumbikarbonat oder Natriumhydrogenkarbonat bzw. Natron als einer billigen Wunderdroge, die den Körper alkalisiert. Natürlich werden Ihnen Ärzte nicht sagen, dass diese Substanz, die sich bereits in Küche und Haushalt für viele Einsatzzwecke eignet, auch in der Medizin ein breites Anwendungsspektrum abdeckt.

Natron wird im Magen sofort zu CO2 und treibt Bikarbonate ins Blut. Es erhöht auch den Sauerstoff-Gehalt, da alkalische Gewebe und Flüssigkeiten mehr Sauerstoff enthalten und verbrauchen.

Woran liegt es, dass wir zu schnell atmen? Wie gesagt, wir sind generell übersäuert. Ich habe mich gewundert, dass der erste Bioscan auch bei mir eine Übersäuerung anzeigte, wo meine Ernährung doch zu rund 70 % basisch ist. Aber natürlich haben sich durch den Schock des plötzlichen Todes meines Mannes reichlich Stresssäuren in meinem Körper angesammelt.

Der Atem gilt als Lackmustest für den inneren Zustand. Je unruhiger wir sind, desto flacher bzw. oberflächlicher ist unser Atem. Dabei ist ja gerade in Stresssituationen eine optimale Sauerstoffversorgung für den Körper wichtig. Daher hilft das tiefe Atmen gegen Aufregung und fördert nachgerade die Gesundheit und das Wohlbefinden.

Beim Yoga lernte ich diverse Arten des Atmens, vor allem, den Atem zu verlängern. Es gilt, nicht kurz und oberflächlich zu atmen. Lassen Sie sich Zeit und sorgen Sie dafür, dass der Atem ohne Druck und gleichmäßig fließt, weder abgehackt noch angehalten. Allerdings findet die sogenannte 4-7-8-Methode immer mehr Anklang: Dabei schließen Sie den Mund und atmen geräuschlos durch die Nase ein und zählen dabei mental langsam bis 4. Halten Sie den Atem an, und zählen Sie bis 7. Atmen Sie wie beim Hauchen durch Ihren Mund aus und zählen Sie dabei auf 8.

Diese Atemübung, die Sie bis zu 10-mal durchführen können, hilft besonders bei Einschlafproblemen, vor allem das Anhalten des Atems. Denn es soll die Lungen besser mit Sauerstoff füllen, der sodann durch den Körper zirkuliert. Auf diese Weise entspannt sich der ganze Organismus und es erleichtert das Einschlafen.

Neben dieser Entspannungstechnik gibt es noch eine weitere Atemübung, die für gleichmäßiges Atmen, einen ausgeglichenen Energiefluss und vor allem für guten Schlaf sorgt. Es ist die wechselseitige Nasenatmung. Sie hat eine relaxende und erholsame Wirkung und hilft bei Erkältung, Erschöpfung, Depressionen und Kopfschmerzen. Sie sollte möglichst mindestens zweimal täglich und darüber hinaus in stressigen Situationen durchgeführt werden.

1. Setzen Sie sich gerade hin, entspannen Sie Oberkörper, Nacken und Kopf. Atmen Sie langsam, geräuschlos und entspannt gleich lang ein und aus.
2. Verschließen Sie mit dem Ringfinger der rechten Hand das linke Nasenloch und atmen Sie durch das rechte Nasenloch langsam ein.

3. Verschließen Sie nun mit dem Daumen das rechte Nasenloch und atmen Sie vollständig durch das linke Nasenloch aus, je langsamer, desto besser.
4. Atmen Sie nun wieder durch das linke Nasenloch langsam und vollständig ein. Wiederholen Sie diesen Atem-Zyklus noch zwei weitere Male.

Mehr Luft durch Zwerchfellatmung

Die Zwerchfell- oder Bauchatmung hilft nicht nur Musikern und Sportlern, mehr Luft zur Verfügung zu haben. Sie entspannt auch auf körperlicher und seelischer Ebene und hebt die Stimmung. Wir alle sollten sie uns zur Gewohnheit machen, denn je größer das Lungenvolumen ist, desto mehr Sauerstoff gelangt ins Blut und desto leistungsstärker sind wir. Und je häufiger wir üben, desto schneller wird sie zu einer ganz selbstverständlichen Routine.

Am besten lernen Sie die Zwerchfellatmung auf dem Rücken liegend, die Knie leicht angewinkelt, Füße auf dem Boden. Wenn Sie die Hände auf den Bauch legen, können Sie beim Einatmen fühlen, wie die einströmende Luft den Bauch nach oben wölbt. Beim Ausatmen wird der Bauch wieder flach. Wenn Sie diese Übung regelmäßig mehrmals ein paar Minuten täglich machen, vielleicht abends im Bett beim Lesen, im Sitzen oder wenn Sie in einer Schlange stehen, bekommen Sie ein Gefühl dafür, wie sich die Bauchatmung anfühlt.

X. ERFAHRUNGSBERICHTE AUS DER HEILPRAXIS

Vitamin-B-Mangel ist gar nicht so selten

Bei gesunden Menschen mag ein Mangel an B-Vitaminen ja eher selten sein. Doch entweder gibt es kaum noch gesunde Menschen oder die in den Medien verbreiteten Behauptungen sind ganz einfach falsch. Denn auch Angelika Pape kann nicht bestätigen, dass Vitamin-B-Mangel selten ist. Allen Personen, die in ihre Praxis kamen, fehlte mindestens ein B-Vitamin.

Am meisten fehlte Vitamin B12, B6, B1 und B2. In der Regel wird ein Mangel an B-Vitaminen erst nach Jahren festgestellt. Seltsamerweise wird immer nur bei Vegetariern oder Veganern nachgeschaut, ob ein Vitamin-B-Mangel vorliegt. Dabei sind Vegetarier oder Veganer generell besser mit Vitaminen aufgestellt als Fleischesser. Obwohl man bei Menschen, die auf tierische Produkte verzichten, grundsätzlich einen Vitamin-B12-Mangel voraussetzt, weil sie kein Fleisch essen, habe ich in meiner Praxis festgestellt, dass gerade Fleischesser zu wenig B-Vitamine aufweisen.

Viele Menschen haben Sodbrennen und nehmen Säurehemmer ein. Doch diese blockieren die Aufnahme von Vitamin B12. Wenn ein Arzt Säurehemmer verschreibt, sollte er nach einer gewissen Zeit den Vitamin-B12-Status überprüfen.

Frau P. kam in meine Praxis und klagte unter Müdigkeit, Antriebslosigkeit, Kopfschmerzen, Augenzucken und eingerissene Mundwinkel. Ihr Arzt vermutete Eisenmangel und verschrieb ihr Eisentabletten, aber es wurde nicht besser. Frau P. sagte, dass sie sehr gesund esse, alles frisch zubereite und sich das nicht erklären könne. Sie nahm täglich einige Medikamente ein, da sie Diabetes, hohen Blutdruck und Sodbrennen hatte. Gerade bei der Einnahme von Medikamenten sollte man doch öfters mal den Vitaminstatus bestimmen lassen, weil der Körper bei einigen Krankheiten und Medikamenten die Vitamine nicht annimmt, sondern wieder ausscheidet.

Die Bioscan-Analyse ergab einen starken Vitaminmangel. Es fehlten Frau P. alle B-Vitamine. Da nützt wirklich nicht nur ein Vitamin-B-Komplex, sondern wichtig sind auch die Entgiftung und der Aufbau der Darmflora mit Probiotika.

Nach acht Wochen kam die Patientin begeistert wieder, da sie sich wie neugeboren fühlte. Sie war ausgeglichener, weniger müde und hatte keine Kopfschmerzen mehr. Auch die eingerissenen Mundwinkel (oft durch einen Mangel an Vitamin B2, Zink und Vitamin C verursacht) *waren weg. Die Werte waren noch nicht im grünen Bereich. Frau P. musste die Vitamine noch weiterhin einnehmen.*

Angelika Pape stellte fest, dass, wenn einzelne B-Vitamine fehlen, nur ein B-Komplex hilft. Denn jedes B-Vitamin übernimmt spezifische Aufgaben. Dabei unterstützen sich alle gegenseitig. Fehlt ein B-Vitamin, können die anderen keine volle Leistung erbringen. Daher ist es vernünftig, Vitamin-B-Komplex-Tabletten einzunehmen, die ein ausgewogenes Verhältnis aller B-Vitamine enthalten.

Frau B kam in meine Praxis und klagte über Angstzustände. Sie sagte, ich bin so müde, alles ist zu viel für mich, ich will einfach nur noch meine Ruhe haben. Sonst habe sie so gerne ihre Enkelkinder um sich gehabt, aber jetzt könne sie das alles nicht mehr ertragen. Sie gehe auch nur noch ungern in die Stadt oder auf dem Markt einkaufen, könne einfach die ganzen Leute nicht mehr ab und wenn es irgendwo etwas lauter wird, bekomme sie gleich vor Nervosität Schweißausbrüche. So könne es nicht mehr weitergehen. Frau B. war auch beim Arzt, der ihr ein Antidepressivum verschrieb.

Ich schloss sie an den Bioscan an. Es zeigte sich ein Mangel an Vitamin B1, B6 und B12. Auch fehlten Eisen, Vitamin D und Vitamin E. Ich schlug Frau B. vor, den Mangel mit Nahrungsergänzungsmitteln aufzufüllen und nachdem sie das geschafft hat, wollte ich ihr ein Ernährungsprogramm vorschlagen, damit ihre Speicher dann auch voll bleiben.

Nach vier Wochen kam Frau B wieder und ihr erster Satz war, mir geht es gut. Es ist zwar noch nicht alles so wie früher, aber so wie es ist, ist es schon ganz gut. Wir überprüften die Werte, die aber noch nicht wieder im Normalbereich waren. Das geht halt nicht so schnell, wie viele glauben, es braucht Geduld.

Burn-out-Symptome durch Vitamin-D3-Mangel

Frau I. kam in meine Praxis und klagte über Erschöpfung, ständige Müdigkeit, Probleme durchzuschlafen aufgrund des Gedankenkarussells. Auch klagte sie über Unruhe, Nervosität, Gereiztheit, aggressive Stimmung. Angst und Panikattacken. Ich weiß nicht mehr, was ich machen soll, sagte sie. Ich war beim Arzt, der untersuchte mich gründlich und gab mir die Diagnose Burn-out-Syndrom. Er wollte mir Antidepressiva verschreiben, aber die möchte ich nicht nehmen.

Durch den Bioscan kam heraus, dass Frau I. einen starken Vitamin-D3-Mangel hatte. Ich sagte ihr, dass dieses Vitamin sehr wichtig für sie ist. Mit Sonnenlicht kann jeder Körper Vitamin D3 selbst herstellen, aber Frau I. sagte, sie sei nicht viel draußen. Und über Lebensmittel den Tagesbedarf zu bekommen ist schwierig.

Frau I. nahm dann Vitamin D3 in Tropfenform ein. Nach vier Wochen kam sie wieder zu mir und war begeistert, wie gut es ihr jetzt ging. Wir kontrollierten noch einmal den Wert, es sah schon gut aus, war aber noch nicht im Normbereich.

In der heutigen Zeit arbeiten die meisten drinnen und kommen oft nur am Wochenende raus. Jedenfalls haben 75 % der Menschen dadurch einen Mangel an Vitamin D3.

***Persönliche Erfahrung:** Interessant war, dass ich trotz eines dreimonatigen Aufenthalts in Marokko und in Portugal im Winter dennoch einen Vitamin-D3-Mangel aufwies. Ich denke, es hat etwas mit dem Alter zu tun. Auch wenn man sich eincremt, bevor man in die Sonne geht, bekommt man weniger D3. Zwar ist dieses Vitamin sehr wichtig für den Körper, wird aber von den Ärzten nicht ernst genug genommen. Sogar Kinder haben schon einen Vitamin-D3-Mangel.*

Frau C. kam in meine Praxis und klagte über Haarausfall, häufige Grippe und Probleme mit ihren Zähnen; stets bekam sie Karies. Als ich sie fragte, wie ihr Tagesverlauf ist, sagte sie mir, dass sie als Verkäuferin auch am Wochenende arbeiten muss, da wir ja auf einer Touristeninsel leben. Da ist nicht viel mit Sonne, wie ich schon vermutet hatte. Der Bioscan bestätigte auch den Vitamin-D3-Mangel. Ich empfahl Frau C., Vitamin D3 mit K2 einzunehmen, sagte aber auch, dass das Auffüllen nicht so schnell geht. Auch empfahl ich ihr, in der Mittagspause eine halbe Stunde in der Sonne spazieren zu gehen.

Nach acht Wochen kam sie wieder und es ging ihr besser. Sie hatte keinen Haarausfall und keine Infektionen mehr.

Ich war noch in Portugal an der Algarve, als meine Freundin anrief. Die Künstlerin malt Bilder auf Sylt. Sie hält sich den ganzen Tag in der alten Tonnen-Halle in List auf, wo sie an einem festen Verkaufsstand ihre Bilder anbietet. Sie sagte, ich habe mich erkältet, mein Husten geht gar nicht mehr weg, habe den schon über drei Wochen, war auch schon beim Arzt. Er wollte mir ein Antibiotikum geben, aber da möchte ich nicht dran. Hast du eine Idee? Ja, sagte ich, ich habe den Verdacht, dass du einen Vitamin-D-Mangel hast. Du sitzt nur in der Halle und wenn du nach Hause gehst, ist es dunkel. Ich riet ihr, noch einmal zum Arzt zu gehen, der sollte noch einmal Blut abnehmen und schauen, wie es mit ihrem Vitamin-D-Status aussieht. Nach einer Woche rief sie mich an, ja mein Vitamin-D-Status war ganz unten. Der Arzt verschrieb ihr eine hohe Dosis.

Nach vierzehn Tagen war der Husten weg und es ging ihr auch sonst besser. Sie war nicht mehr so müde und ihre Gelenke taten nicht mehr weh. Sie will jetzt weiter Vitamin D in kleineren Mengen nehmen und öfters mal ihren Vitamin-D-Status kontrollieren lassen.

Vegane Ernährung gegen Rheumatismus

Wir fuhren im Winter mit unserem Wohnmobil nach Marokko. In Agadir lernten wir das Ehepaar Hanna und Dieter kennen und freundeten uns mit ihnen an. Hanna klagte über Rheuma, das so schlimm war, dass sie kaum noch laufen konnte. Sie trug sogar eigens angefertigte Schuhe. Auch ihre Hände sahen schlimm aus.

Hanna fragte mich, was ich an ihrer Stelle machen würde. Ich sagte, ich würde erst einmal meine Ernährung umstellen und kein tierisches Eiweiß mehr essen. Ich gab ihr das Buch China Study von T. Colin Campbell: Die wissenschaftliche Begründung für eine vegane Ernährungsweise, das sie sich einmal durchlesen sollte. Das ist wirklich das beste Buch, das ich je gelesen habe, da es um umfassende Studien geht, die über Jahre durchgeführt wurden. Dieses

Buch kann ich nur jedem empfehlen. Es ist leicht verständlich geschrieben, sodass jeder es verstehen kann.

Nach ein paar Tagen kam Hanna zu mir. Sie war ganz begeistert vom Buch und wollte auch sofort ihre Ernährung umstellen. In dieser Hinsicht ist Marokko das ideale Land. Bei der Menge an frischem Gemüse und Obst auf den Souks ist es ein wahres Paradies für Vegetarier.

Außerdem machten wir noch einen Vitamin-Check, der natürlich, wie ich schon dachte, erschreckend war, aber das ist heutzutage schon die Regel. Die meisten Menschen haben einen Mangel. Hanna wollte alles, was ihr fehlte, auffüllen.

Wir tauschten unsere Telefonnummern aus, damit sie bei Fragen zur Ernährung oder zu anderen Gesundheitsbereichen bzw. zur Astrologie anrufen konnte.

Nach einem halben Jahr rief sie mich an und bedankte sich überschwänglich bei mir. Sie kann nun wieder ohne Schmerzen laufen, braucht kein Cortison mehr und ist frei von Entzündungen. Einfach nur froh erzählte sie, dass ihr Arzt sprachlos war, als sie ihm sagte, dass sie nur ihre Ernährung umgestellt hat und jetzt darauf achtet, dass sie keinen Vitaminmangel mehr bekommt. Das ist jetzt Jahre her, wir haben immer noch Kontakt und es geht ihr auch immer noch gut.

Migräne aufgrund von Vitalstoff-Mangel

In Marokko lernte ich das Ehepaar Toni und Ursula kennen. Letztere berichtete über ihre ständigen Kopfschmerzen, weshalb sie meist im Bett liegen musste. Ich fragte sie nach ihrer Ernährung. Sie sagte: Ja, wir grillen jeden Tag und dazu gibt es Salat. Mein Gedanke war sofort Mangel an bestimmten Vitaminen und Mineralien. Immer Salat und Fleisch ist eine zu einseitige Ernährung. Da kann nicht allzu viel an Vitalstoffen zusammenkommen.

Ich packte mein Gerät aus und war erschrocken, was da so alles fehlte: B-Vitamine, Magnesium, Kalzium, Selen, Vitamin C, Eisen, Folsäure, Zink und noch einiges mehr. Ursula war perplex. Ich erklärte ihr, was der Körper täglich braucht und, dass sie das mit Fleisch und einem Salat nicht heranholen kann.

Ich hatte einige Vitamine dabei und gab ihr etwas davon ab. Marokko hat ja wirklich ein reichhaltiges Gemüseangebot und ich riet ihr, den Fleischkonsum doch jetzt einzuschränken und stattdessen vielleicht mehr Kichererbsen zu kochen. Die Marokkaner ersetzen ja auch das Fleisch mit Hülsenfrüchten und sie sind dabei sehr gesund. Sie wollte das auch umsetzen. Wir fuhren dann weiter, aber durch Zufall trafen wir uns fünf Wochen später in Tiznit.

Ursula kam auf mich zu und umarmte mich. Sie sagte, dass es ihr gesundheitlich besser ginge. Sie bräuchte vor allen Dingen nicht mehr mit starken Kopfschmerzen ins Bett zu gehen. Ich erklärte ihr, dass es dauert, bis sich der Organismus wieder reguliert hat.

Nach ein paar Monaten erhielt ich einen Anruf von Ursula, die mir begeistert berichtete, dass sie nun gar keine Kopfschmerzen mehr hat. Zwischenzeitlich hatte sie auch eine Blutuntersuchung machen lassen, um zu sehen, ob mittlerweile alles wieder normal ist. Es fehlte noch etwas, aber sie wollte dran bleiben. Dann versicherte sie mir, dass sie auch weiterhin bei dieser Ernährung bleiben will, obwohl ihr Mann zuerst gar nicht angetan war, weil er gewohnt war, jeden Tag Fleisch und Salat zu essen. Aber jetzt hat er sich mit umgestellt und dadurch ging es ihm gesundheitlich auch besser.

Schilddrüsenvergrößerung durch Hashimoto-Thyreoiditis

Frau M. kam zu mir, da sie starke Probleme mit ihrer Schilddrüse hatte. Trotz Tabletten bekam der Arzt den Kropf nicht in den Griff. Ich schloss sie an den Bioscan an und sah, dass ihr viele Vitamine und Spurenelemente fehlten, darunter auch Selen. Ich riet Frau M., jeden Tag Spirulina einzunehmen, 15 Tabletten, verteilt über den Tag.

Nach sechs Wochen kam sie wieder zu mir und war begeistert. Ihre Schilddrüsenwerte sind jetzt normal. Es geht ihr super.

Dann kam Frau P. zu mir. Sie hatte Hashimoto-Thyreoiditis, eine chronische Entzündung, bei der das eigene Immunsystem beteiligt ist. Daher heißt sie auch Autoimmunthyreoiditis. Frau K. sagte, dass sie trotz Tabletten, die sie nimmt, an Herzrasen, Antriebslosigkeit, Haarausfall und Übelkeit leidet. Auch bei ihr schauten wir, ob sie einen Mangel an Vitaminen oder Spurenelementen hat. Sie zeigte einen Mangel an Selen, Eisen und Zink und hatte außerdem zu wenig Vitamin B1, B6, B12 und Magnesium. Auch hier empfahl ich ihr, Spirulina einzunehmen und zwischendurch mal ein paar Paranüsse zu essen. Ich hatte ein halbes Jahr nichts von ihr gehört. Doch dann besuchte sie mich und sagte, dass es ihr gut geht. Die Symptome sind weg und bei der letzten Untersuchung beim Arzt waren die TPO-Ak-Werte (Schilddrüsen-Antikörper) auch gesunken.

Meine Leser fragen mich immer mal wieder, ob sie Spirulina bei Hashimoto nehmen können. Offenbar ist die Meinung sehr verbreitet, Jod sei bei Hashimoto gefährlich. Dabei benötigt die Schilddrüse auch Jod, wenn man Hashimoto hat. Und nicht nur die Schilddrüse, sondern so gut wie alle Körperzellen. Aber selbst, wenn dem nicht so wäre, könnte Spirulina genommen werden, da die Süßwasseralge praktisch kein Jod enthält. Sie hilft übrigens bei allen Schilddrüsen-Erkrankungen, auch bei Hashimoto. Ich nahm bisher die mit Meeresalgen gemischte Sorte, da für mich Jod gut ist und ich ohne Jod einen leichten Kropf hätte. Als ich vor etwa 35 Jahren in der US-Botschaft in Frankfurt meine *Greencard* erhielt, sagte der mich untersuchende Arzt, ich solle doch mal etwas gegen meine Struma tun. Damit habe ich seit der Algeneinnahme keine Probleme.

Ich verstehe den Hype gegen Jod nicht. Das Halogen ist nicht nur ein Bestandteil des Schilddrüsenhormons, sondern auch ein Antioxidans. Dr. Mark Sircus schreibt in seinem Buch *Hydrogen Medicine, dass* Jod, Wasserstoff, Sauerstoff, Natrium- und Kaliumbikarbonat, Magnesium, Selen, medizinisches Marihuana, CO2, Glutathion, Vitamine C und D sowie Schwefel zu den wichtigsten natürlichen Wirkstoffen gehören, *die sowohl auf Intensivstationen als auch in Ihrem eigenen Zuhause verwendet werden können.* Das übersetzte Buch von Dr. Sircus, das ich vor ca. eineinhalb Jahren lektorieren durfte, ist vor allem für Mediziner und im Gesundheitsbereich arbeitende Personen geschrieben. Die Pharma-Industrie dagegen wird sich weniger über dieses Werk freuen. Denn es handelt von natürlicher allopathischer Medizin. Also schlecht fürs Geschäft mit der Krankheit. Ist es deshalb noch nicht auf deutsch erschienen? Https://www.h2vital.de/dr-mark-sircus

Auch ich selbst konnte feststellen, dass sich die Herzleistung in den zwei Monaten der Gabe von Q10 beständig erhöhte.

Ich rate jedem, besonders Menschen mit erhöhtem Stresslevel, Q10 als Nahrungsergänzung täglich zu sich zu nehmen. Denn in der oft stark verarbeiteten Nahrung, die von ausgelaugten, mit Pestiziden verseuchten Böden geerntet wird und oft monatelang lagert, sind nur noch unzureichende Mengen des Coenzyms enthalten.

Sie müssten rund 1,6 kg Sardinen oder 3 kg Rindfleisch täglich essen, um ihre Tagesdosis von 100 mg Q10 zu erhalten. Auch nimmt die körpereigene Produktion ab dem 20. Lebensjahr stetig ab. Apropos Abnehmen: Übergewichtige haben einen starken Q10-Mangel. Sie konnten feststellen, dass sie bei der Einnahme von Q10 an Gewicht verloren. Aber Achtung. Sie sollten nicht einfach Q10 einnehmen, sondern erst eine Blutuntersuchung machen lassen oder eine im alternativmedizinischen Bereich arbeitende Person aufsuchen, die mit einem Bioscan arbeitet und sehen kann, wie groß der Mangel ist, damit sie dann die Dosis bestimmen kann. Wichtig ist auch, dass Sie wegen eventueller Nebenwirkungen mit Ihrem Arzt oder Ihrer Ärztin sprechen, wenn Sie noch andere Medikamente nehmen.

Die vielen Symptome einer Lebensmittelallergie

Vor einiger Zeit kam Frau K. zu mir in die Praxis, die sich immer krank fühlte. Sie war verzweifelt wegen ihrer allergischen Reaktionen auf einige Lebensmittel. Auch war Frau K. immer müde, hatte Stimmungsschwankungen und ständige Kopfschmerzen. Sie sagte, eigentlich fehlt mir jeden Tag etwas anderes. Sie war auch schon bei verschiedenen Ärzten, aber keiner konnte ihr helfen.

Wir machten eine Untersuchung mit dem Bioscan. Frau K. hatte starken Mangel an Vitamin B12, B6, B1, Eisen, Vitamin C, Magnesium, Vitamin D3, Q10 und noch einiges mehr. Sie war erschrocken und fragte, warum hat das niemand untersucht. Ich antwortete, weil das die Krankenkasse nicht bezahlt.

Auf meine Frage nach ihrer Ernährung wurde mir klar, weshalb es ihr so schlecht ging. Ihre Hauptnahrung bestand aus Fleisch, Kartoffeln, Soße, auch mal Nudeln, aber wenig Salat und frisches Gemüse.

Als ich ihr Ernährungsvorschläge machte, sah sie ein, dass sie künftig anders essen musste, damit es ihr besser geht. Sie wollte ihre Ernährung umstellen und ihre Speicher mit Nahrungsergänzungsmitteln auffüllen.

Nach zwei Monaten kam Frau K. wieder und sagte, dass es ihr viel besser gehe. Sie war sehr dankbar und ich überprüfte die Werte mit dem Bioscan. Sie waren zwar noch nicht alle im grünen Bereich, aber schon viel besser. So schnell geht es natürlich auch nicht, bis wieder alles normal ist.

Nach etwa sechs Monaten war bei ihr alles wieder gut und sie hatte keinerlei Gebrechen mehr.

Mangel an Mikronährstoffen oder psychische Erkrankung?

Frau D. kam in meine Praxis und klagte über Angst, Panikattacken, Schlafstörungen und Schwindel. Sie hatte das Gefühl, dass sie den Ansprüchen des Alltags nicht mehr gerecht werden kann. Frau D. war auch beim Arzt gewesen. Er hatte Blut abgenommen, konnte aber nichts finden. Er meinte, es wäre psychisch.

Ich sagte zu ihr, wir schauen uns erst einmal an, ob sie einen Vitalstoffmangel haben. Der Bioscan zeigte einen Mangel an Vitamin D, B1, B3, B6, B12, Eisen, Magnesium, Zink und Selen an. Außerdem war sie mit Quecksilber, Blei und Arsen belastet.

Wir gingen ihre Ernährung durch. Dadurch dass sie lange arbeiten musste, bestand sie hauptsächlich aus Fast Food. Ich sagte ihr, wir werden den Mangel jetzt durch Nahrungsergänzungsmittel auffüllen, aber wichtig ist auch die Ernährungsumstellung. Um ihren pH-Wert in den Normbereich zu bekommen, sollte sie zuerst einmal glutenfrei essen, keinen Zucker zu sich nehmen und künftig das Essen frisch zubereiten. Ich sagte ihr, sie könne viel machen, ohne viel Arbeit investieren zu müssen. Ich schrieb ihr einige leichte Rezepte auf.

Zur Entgiftung des Darms empfahl ich ihr die Chlorella-Alge. Für die Quecksilber-Ausscheidung riet ich ihr, Brennnessel-Tee und überhaupt viel zu trinken. Auch empfahl ich ihr, jeden Tag einen Teelöffel Heilerde in einem Glas Wasser zu trinken. Außerdem sollte sie Zink und Selen einnehmen, und zwar nüchtern, also eine halbe Stunde vor dem Frühstück, sonst kann der Körper es nicht verwerten. Mittags die B-Vitamine und Vitamin D. Und Eisen bevor sie ins Bett geht.

Immer wieder kam Frau D in meine Praxis, aber erst nach drei Monaten machten wir noch einmal eine Überprüfung und es sah gut aus. Es ging ihr gut. Wir machten noch einmal einen Termin, um die Ernährung durchzugehen, damit es ihr auch in Zukunft so gut geht wie jetzt und, dass es auch so bleibt. Denn mit Ernährung kann man schon viel machen. Dennoch empfiehlt es sich, zweimal im Jahr zu überprüfen, ob man einen Mangel hat. Da es die Krankenkasse nicht bezahlt, kann man auch direkt zu einem Labor gehen, um eine Analyse zu machen. Aber einfacher geht es mit dem Bioscan. Ganz wichtig ist das Vitamin D. Da die meisten Menschen drinnen arbeiten und nicht viel an der Sonne sind, haben sie eben meistens einen Vitamin-D-Mangel.

Wenn die Gicht plagt, heißt es Kost-Umstellung

Als ich meinen Bekannten Michael kennenlernte und ihm erzählte, dass ich mich vegetarisch ernähre, sagte er, nein, das könnte ich nicht, ich brauche jeden Tag Fleisch. Jahre später konnte er nicht mehr laufen. Ich fragte, was ist los? Oh, sagte er, ich habe solche Schmerzen im Fuß. Ich war schon beim Arzt, er machte eine Blutuntersuchung und da kam heraus, dass ich Gicht habe. Und nun, fragte ich? Er hat mir Tabletten verschrieben. 14 Tage später trafen wir uns wieder. Michael humpelte immer noch. Na, sagte ich, immer noch nicht besser? Nein, es wird einfach nicht besser, kannst du mir nicht helfen? Du kennst dich doch aus. Ja, sagte ich. Zuerst solltest du deine Ernährung umstellen, kein Fleisch, kein Fisch oder besser gar kein tierisches Eiweiß. Michael sagte, oh ich esse doch so gerne Fleisch. Ja, dann musst du eben mit Schmerzen leben. Nein, ich werde das mal ohne tierisches Eiweiß probieren. Ich erstellte ihm einen Ernährungsplan, gleichzeitig testete ich mit dem Bioscan, was ihm an Vitaminen, Mineralien, Spurenelementen, Aminosäuren und Sonstigem noch fehlte. Das war eine ganze Menge. Ich hatte noch vergessen zu erwähnen: Michael ist auch schon viele Jahre Diabetiker. Er stellte seine Ernährung um und die Nähr- und Vitalstoffe, die ihm fehlten, versuchten wir bei ihm mit gesunden Lebensmitteln und Nahrungsergänzungen wieder in die Reihe zu bekommen. Wenn man so einen enormen Mangel hat, kommt man an Nahrungsergänzungsmittel oft nicht vorbei.

Nach zwei Wochen waren Michaels Schmerzen im Fuß weg, aber auch so sagte er mir, er fühle sich besser. Als er zu seinem Arzt ging - er muss ja alle drei Monate zur Kontrolle wegen seiner Zuckerkrankheit - war dieser erstaunt, dass die Zuckerwerte so gut waren, auch seine Gicht war weg. Seitdem ist Michael bei dieser Ernährung geblieben und achtet darauf, dass er sich immer genügend mit Vitalstoffen versorgt.

XI. REZEPTE FÜR KÖRPER GEIST UND SEELE

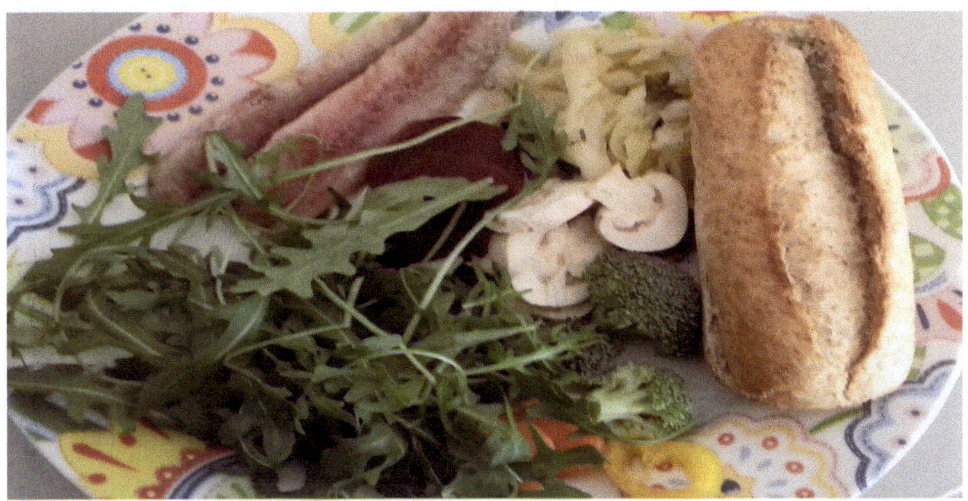

Oben sehen Sie ein typisches Frühstück mit Matjes, Vollkornbrötchen, Kraut, Rote Beete usw.; alternativ mit Käse und Ei oder das Vitalstoff-Müsli, siehe Rezept-Teil. Mittags bereite ich gewöhnlich eine Schüssel Salat zu und esse dazu eine Scheibe selbst gebackenes Dinkelbrot oder etwas Reis, mitunter vorher eine Suppe. Unten die Gemüsepfanne als typisches Abendessen. Für keines der Gerichte benötige ich mehr als 15 Minuten Zubereitungszeit.

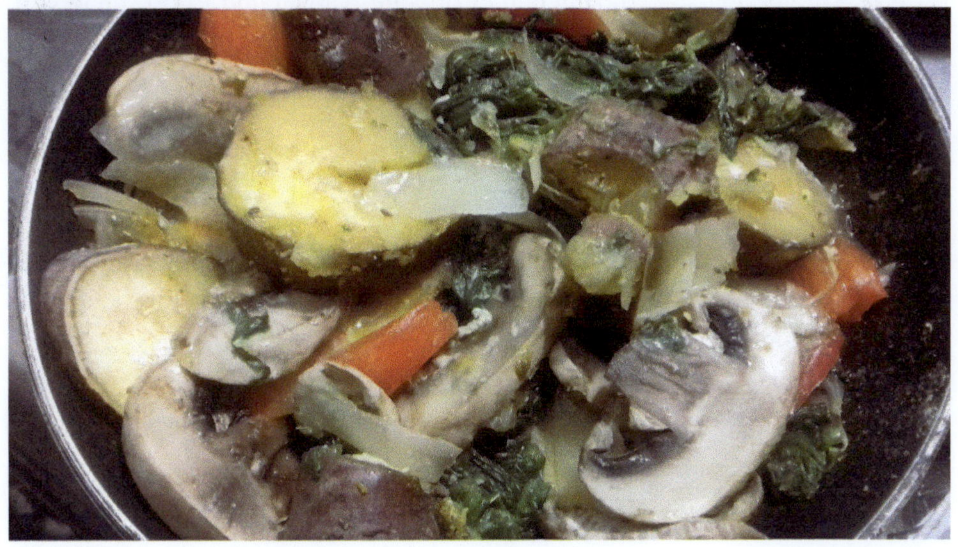

Reinigung und Entgiftung von Obst und Gemüse

Alle Obst- und Gemüsesorten reinige bzw. entgifte ich vor der Zubereitung ca. 15 Minuten lang in Wasser mit je nach Wassermenge 1-2 Esslöffel Natron und 2-4 Esslöffel Apfelessig. Damit die Früchte nicht oben auf dem Wasser schwimmen, beschwere ich sie mit einer Messingente.

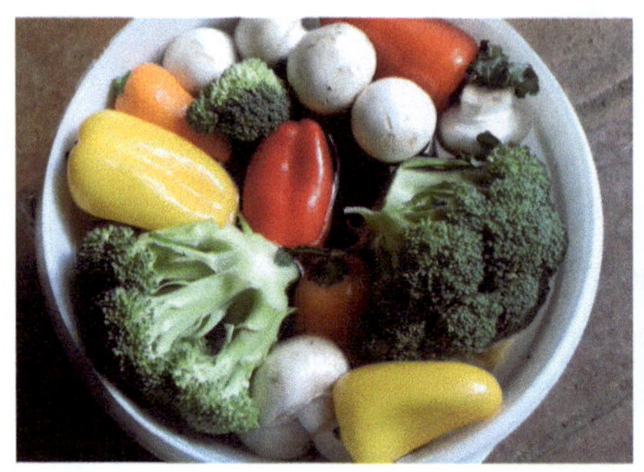

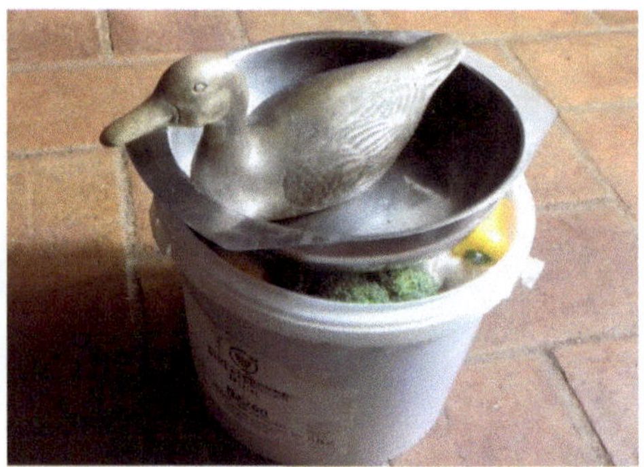

Rezepte zum Obst- und Gemüsesäubern

1 EL kolloidales Silber	zusammen mit
1 Esslöffel Natron	in ein hohes Gefäß geben; langsam
1 Tasse Apfelessig	dazugeben (Vorsicht: Natron und Essig schäumen sehr); zusammen mit
1 Tasse Wasser	in eine
1 Sprühflasche	geben

Sie können auch einfach nur den Saft einer halben Bio-Zitrone mit einer halben Tasse weißen Essig und einer Tasse Wasser mischen und in die Sprühflasche füllen. Nun können Sie die zu reinigenden Früchte und Gemüse mit dem Reiniger besprühen. Nach etwa 8-10 Minuten spülen Sie die Lebensmittel gründlich mit Wasser ab.

Die Gemüsereiniger sind aufgrund der antibakteriellen Zutaten bis zu einem halben Jahr haltbar, doch aus Sicherheitsgründen wäre eine dermaßen lange Lagerung weniger zu empfehlen. Zumal bei einem regelmäßigen Gemüse- und Obstverzehr die Mischungen sowieso innerhalb von weniger als

als zwei Monaten aufgebraucht sind.

Bei den Rezepten mit den grünen Buchstaben handelt es sich um vegetarische Gerichte. Die Zubereitung der Rezepte mit den roten Zeichen dauert nicht länger als eine halbe Stunde.

In dem Kasten rechts finden Sie die Abkürzungen der entsprechenden Angaben.

Teelöffel	TL
Esslöffel	EL
Tasse	Ts.
Tropfen	Tr.
gerieben	ger.
gemahlen	gem.
klein (e/n)	kl.
groß (/n)	gr.
Messerspitze	Msp.

Auberginen-Aufstrich

1 Aubergine	schälen, Kerne entfernen, dünsten, mit
200g Feta-Käse	mixen
5-6 Oliven	entkernen, fein hacken
2 Knoblauchzehen	fein hacken oder durch die Presse drücken
3-4 EL Olivenöl	
1 TL Oregano	alternativ Curry-, Kurkuma- und Ingwer-Pulver
Pfeffer und Salz	alles gut mischen und in ein Schraubglas füllen

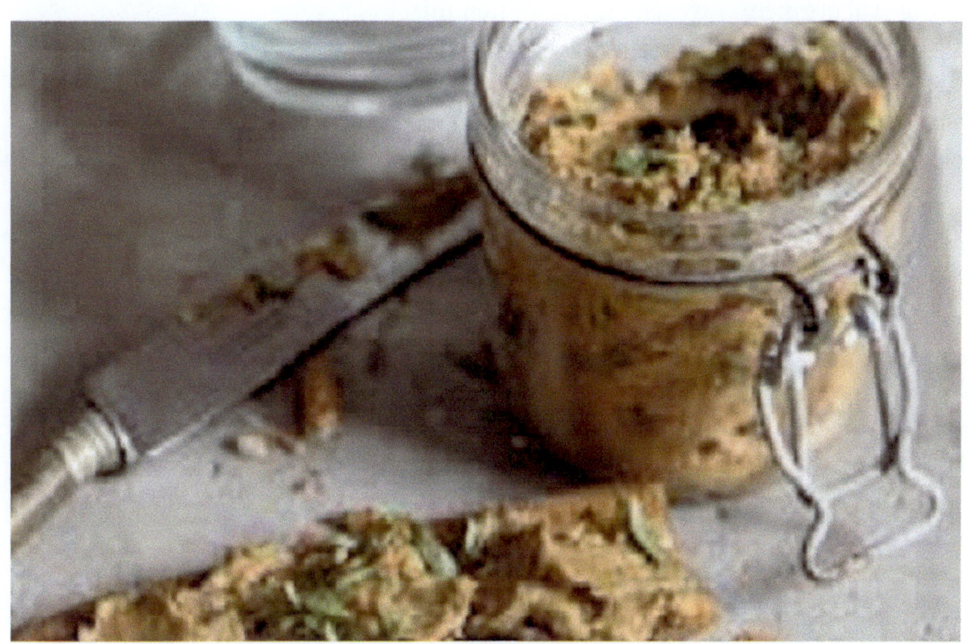

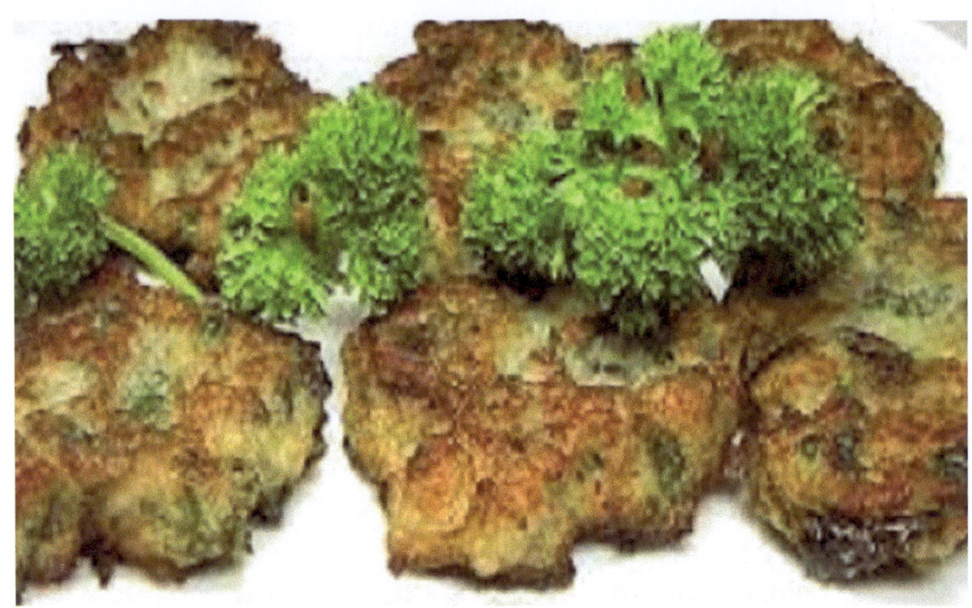

Auberginen-Küchlein

500 g Auberginen	waschen, zusammen mit
1 Zwiebel	würfeln und
2 Knoblauchzehen	in etwas Wasser 12 Min. dünsten
2 Ts Haferflocken	am besten feine, dazugeben, ebenso
2 Eier	alternativ 2 EL gemahlener Leinsamen in ½ Ts. Wasser einweichen
4 EL Parmesankäse	und
½ Bund Petersilie	vom Stiel zupfen bzw. klein schneiden; mit
1TL Meer-/Steinsalz	
1 Pr Cayennepfeffer	und
1 TL Oregano	oder Thymian abschmecken; Küchlein formen und in
5-6 EL Olivenöl	ausbacken

Bohnenklopse

200 g weiße Bohnen	über Nacht einweichen, schonend garen; alternativ gekochte weiße Bohnen im Glas oder in der Dose mit
2 EL Leinsamen	½ Stunde in 6-8 EL Wasser eingeweicht, mit
2 EL Olivenöl	
1 Zwiebel	reiben
1 TL Spirulinamehl	
1 TL Senf	oder Senfpulver; je
½ TL Ingwer-, Koriander-, Kurkuma- u. Currypulver	sowie
6-8 Oliven	im Mixer pürieren; die ganze Masse mit
2 EL Kokosmehl	vermengen, alternativ Dinkel- oder Hanfmehl, mit
Kräutern, Salz und Pfeffer	abschmecken (Meer- oder Himalajasalz)
	Bällchen formen und in kochendem Wasser garen

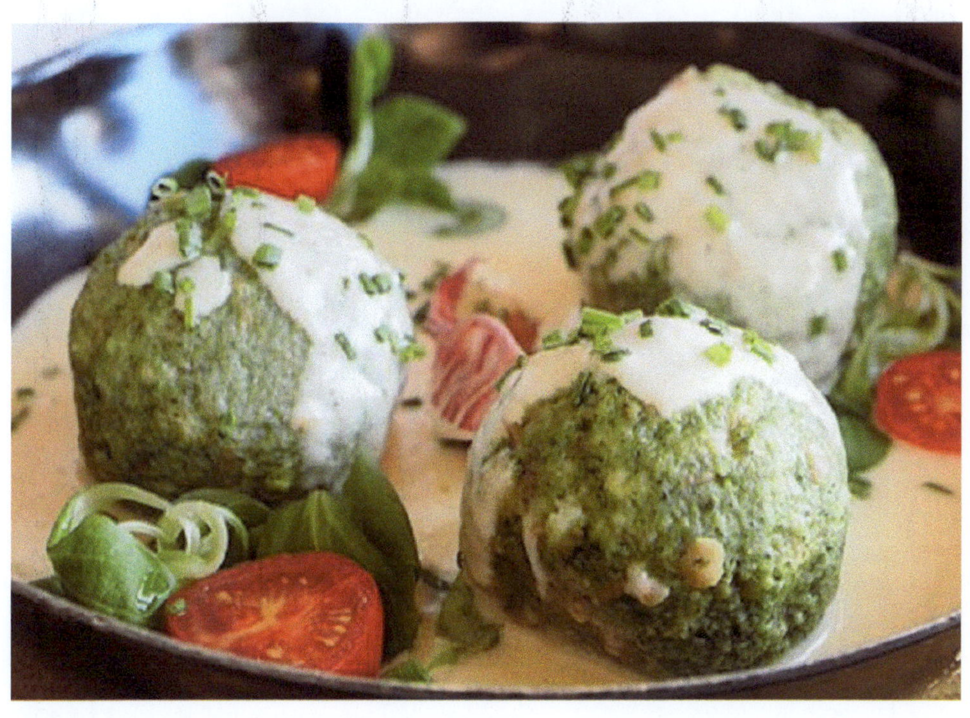

Champignon-Reis-Bällchen

1 Tasse Reis	parboiled, waschen, um den Arsengehalt zu minimieren; Jasmin- u. Basmati-Reis sind weniger schadstoffbelastet und enthalten mehr Selen u. Zink, aber weniger Vitamine, da sie nicht mit Schale vorgekocht sind; in Wasser 15 Min. garen; mit
250 g Steinpilze	alternativ braune Champignons, fein würfeln, mit
1 Ei	mischen und Kugeln formen; in kochendes Wasser geben; ein paar Min. ziehen lassen; in
2 EL Sesamsaat	alternativ Kokosraspeln gemischt wälzen; Sie können die Klopse gleich essen oder nach dem Abkühlen auf Vorrat

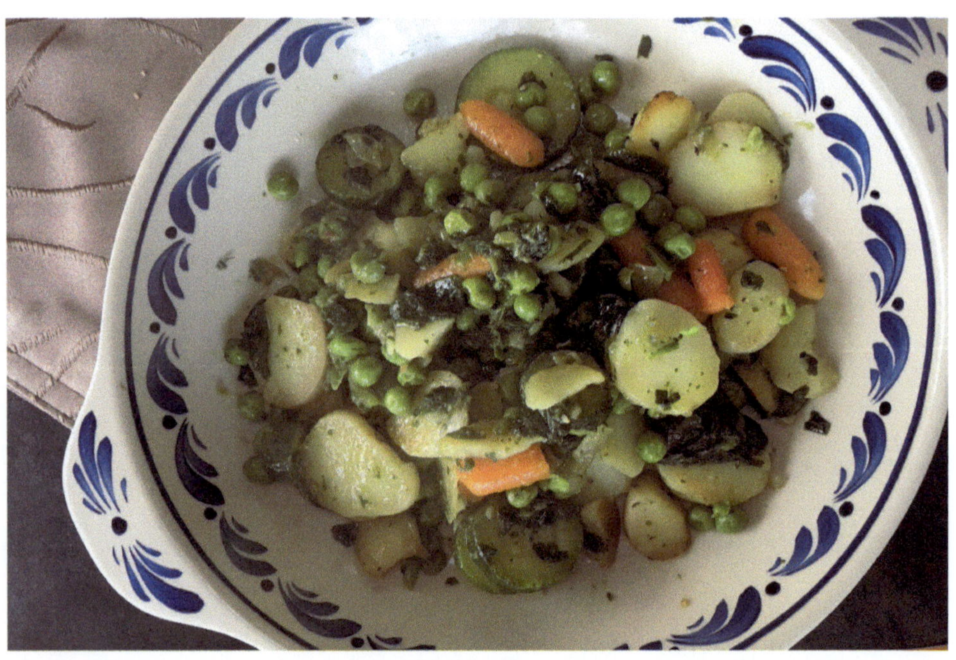

Gemüse-Rapid-Gericht nach Pape

2 El Bioöl	in Pfanne erhitzen
2-3 Kartoffeln	vom Vortag in Scheiben schneiden, 2 Min. anbraten
TK-Asiagemüse	oder Gemüse nach Wahl zugeben, 10 Min. garen; mit
Salz & Pfeffer	oder Gewürze nach Wahl abschmecken

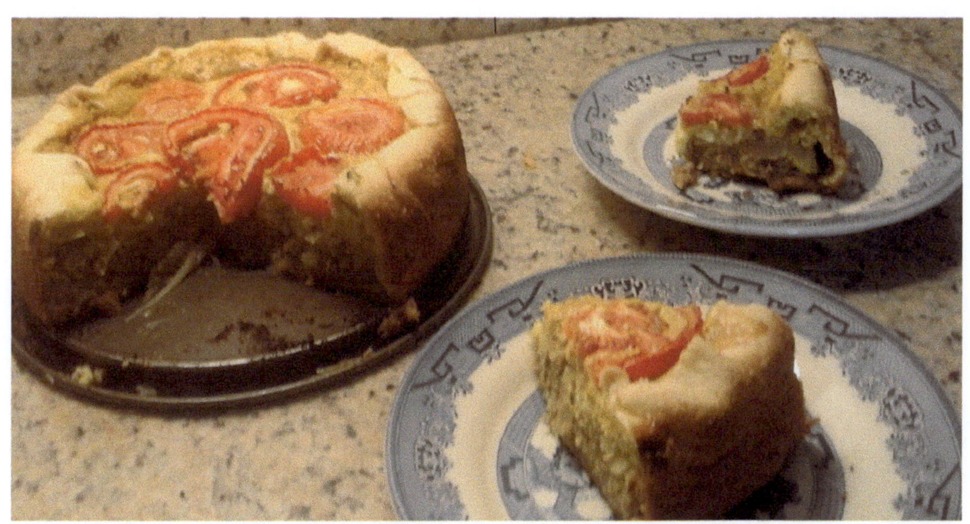

Gemüsekuchen Maurits

2 Ts Dinkelmehl	mit
1 Ts Haferflocken	fein
3 EL Kokos-Mehl	alternativ Hanfmehl
1 Ei	oder 1 EL Leinsamen, mahlen, in 4 EL H2O einweichen
6 EL Oliven- oder	Kokosöl
5 EL Milch	alternativ Kokos- oder Mandelmilch und
1 TL Backpulver	zu einem glatten Teig verarbeiten
2-3 Lauchstangen	gut waschen, klein schneiden, 5 Min. in
EL Olivenöl	dünsten, danach
2-3 Tomaten	in Scheiben schneiden, Gemüse & Kräuter Ihrer Wahl zufügen, glasig dünsten; nach dem Abkühlen mit
4 EL Leinsamen	gemahlen und in ½ Tasse Wasser eingeweicht andicken
200 g saure Sahne	alternativ selbst gemachte vegane saure Sahne S. 175 und
200 g Bio-Jogurt	mit
1 EL Speisestärke	alternativ 1 TL Guarkernmehl/Flohsamenschalenpulver &
Salz und Pfeffer	vermengen und über das Gemüse gießen
	Die Tomaten mit der Schnittfläche nach oben auf dem

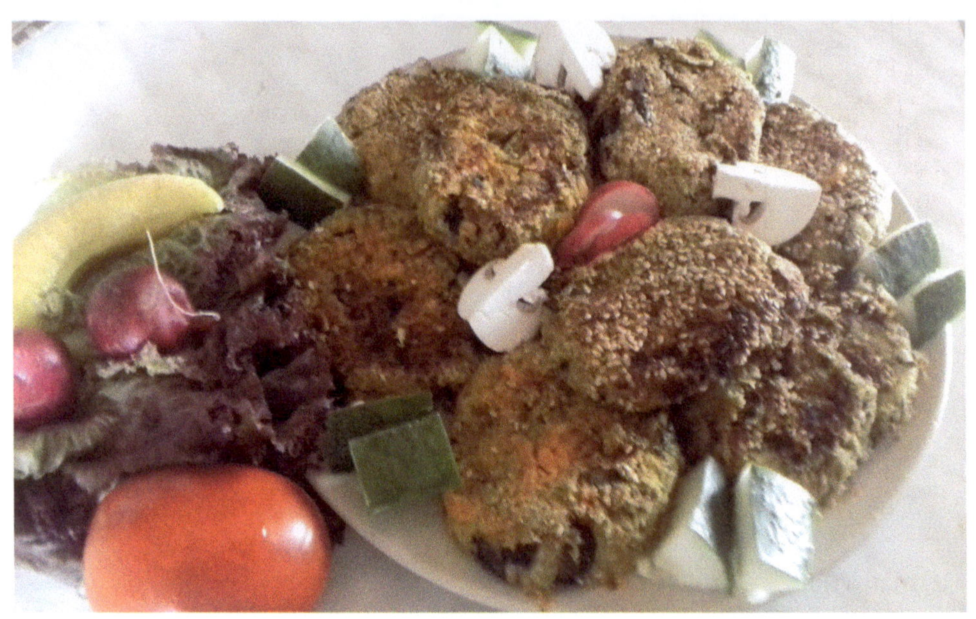

	Gemüse verteilen; bei ca. 170°C 30-40 Minuten backen
	Den Teig zu einer runden Platte ausrollen und die mit
3 EL Oliven-/Kokosöl	einfetten die Ringform damit auslegen. Das Gemüse
	einfüllen; bei 170° 45 Min. backen.

Kichererbsen-Küchlein

1 Ts. Kichererbsen	aus der Dose mit
2 EL Leinsamen	½ Std. in 8 EL Wasser eingeweicht, mit
2 EL Olivenöl	
1 Zwiebel	achteln
1 TL Senf	oder Senfpulver; je
½ TL Ingwer-, Koriander-, Kurkuma- u. Currypulver	sowie
6-8 schwarze Oliven	im Mixer pürieren
2 Karotten	raspeln hinzufügen; die ganze Masse mit
2 EL Kokosmehl	alternativ Hanf- oder Dinkelmehl vermengen; mit

Kräutern, Salz, Pfeffer abschmecken (Meer- oder Himalajasalz)
Küchlein formen und in Öl ausbacken

Kohl-Sardinen-Bällchen

2 EL Leinsamen	in der Kaffeemühle mahlen oder in 6-8 EL Wasser einweichen
4-5 EL Dinkelmehl	mit
¼ Weißkohl	waschen und klein schneiden
1 Zwiebel	reiben
6 EL Olivenöl	
50g Ziegenhartkäse	reiben oder zerkrümeln
1 Dose Ölsardinen	Öl entfernen
½ Tasse Oliven	und
1Pr. Cayennepfeffer	zusammen mit dem Leinsamen und allen Zutaten zu einem Teig kneten, Bällchen formen und in der Pfanne Minuten von jeder Seite 2-3 Minuten anbraten

Vegetarier können statt der Sardinen 100 g Fetakäse oder Tempeh verwenden.

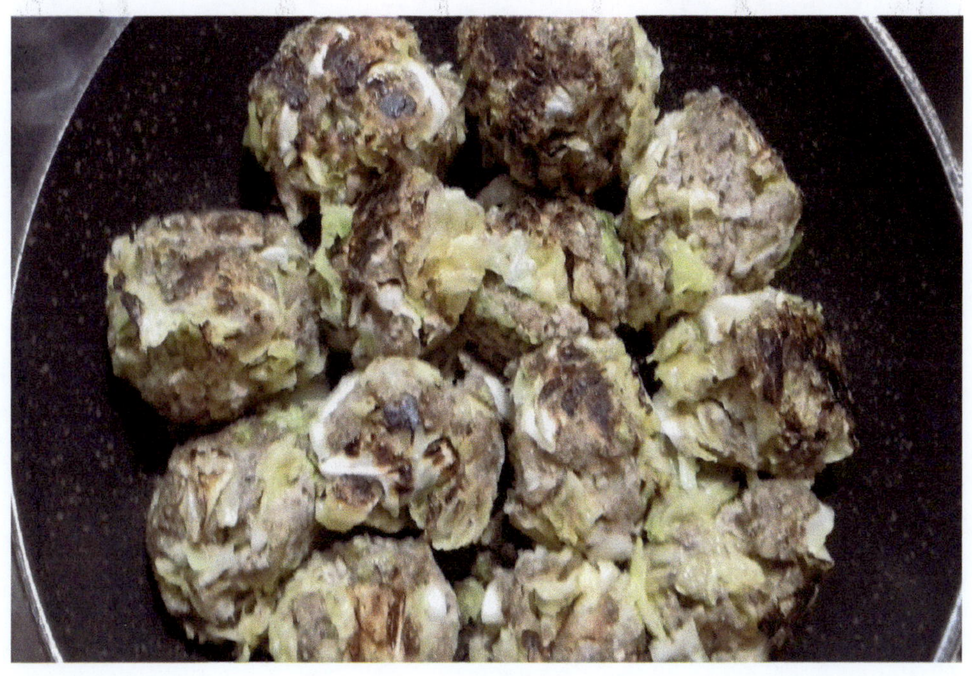

Lachs-Bouletten

1 kg Lachskarkasse	vom frischen Lachs (ich kaufe gewöhnlich einen ganzen Lachs, aus einer Hälfte mache ich mit grobem Salz und Pfeffer & Süßholz und Dill graved Lachs, Kopf und Schwanz ergeben eine Suppe , die andere Hälfte 3-4 kleine Filets) 5-10 Minuten (je nach Größe) in kochendes Wasser geben
1 gr. Kartoffel	und
1 Zwiebel	raspeln, mit
1 Ei	alternativ 1 EL Tomatenmark oder 2 EL Apfelmus und dem vom Skelett entfernten Fisch vermischen; mit
Kurkuma	oder anderen Kräutern verfeinern, beidseitig anbraten
1 EL Tomatenmark	mit
½TL Spirulinamehl	vermengen und damit die geformten Frikadellen garnieren

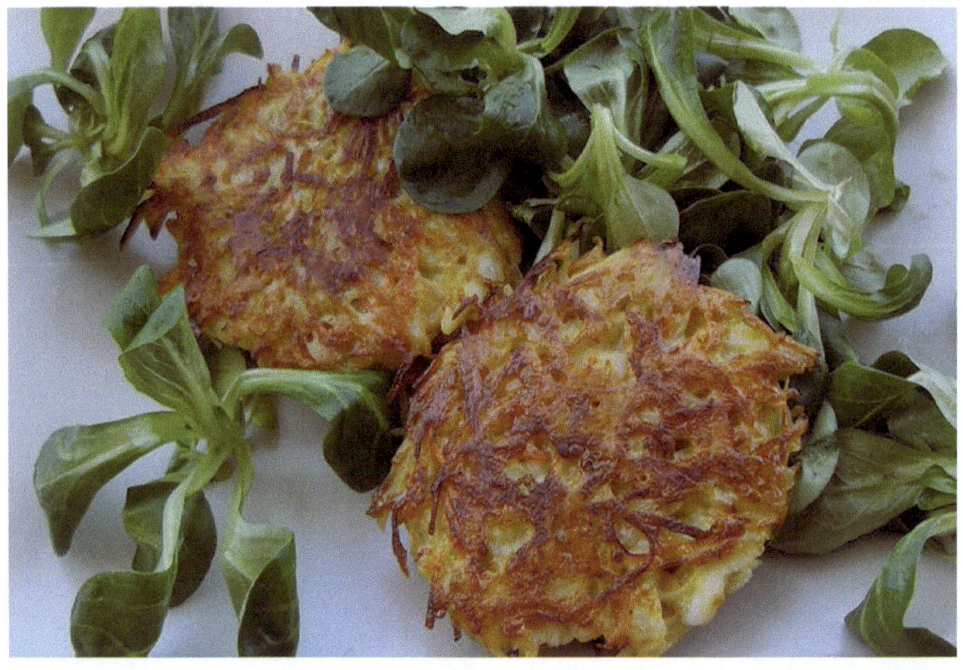

Veganer können Tofu, Tempeh oder 1 EL Spirulina verwenden. Sollte der Teig zu flüssig sein, können Sie ihn mit Dinkel-, Hanf- oder Kokosmehl andicken.

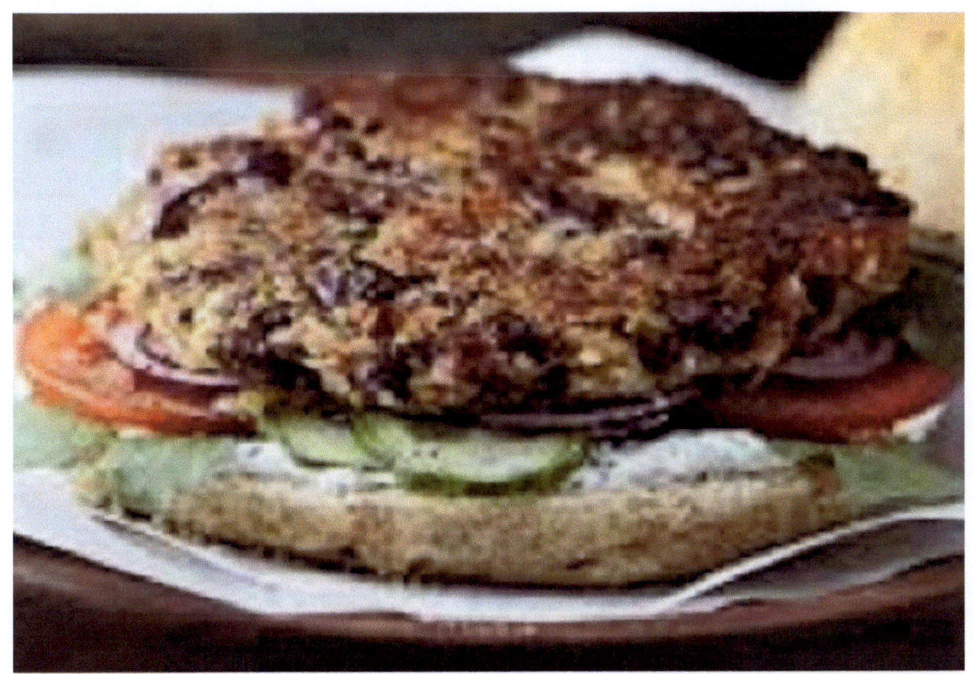

Oliven-Sardinen-Bratling

2 EL Chiasamen	alternativ Leinsamen, in
8 EL Wasser	einweichen
4-5 EL Dinkelmehl	mit
6 EL Olivenöl	
100 g Fetakäse	
1 Dose Ölsardinen	Öl entfernen
½ Tasse Oliven	und
1 Pr Cayennepfeffer	im Mixer oder mit den Knethaken eines Rührgerätes zu einem Teig kneten, Bällchen formen und in der Pfanne 3-4 Minuten von jeder Seite anbraten.

Veggie-Burger

250 g Tempeh	oder ein anderes fermentiertes Sojabohnenprodukt asiatischen Ursprungs mit
2 EL Leinsamen	mahlen, in ½ Tasse Wasser 10 Min. einweichen

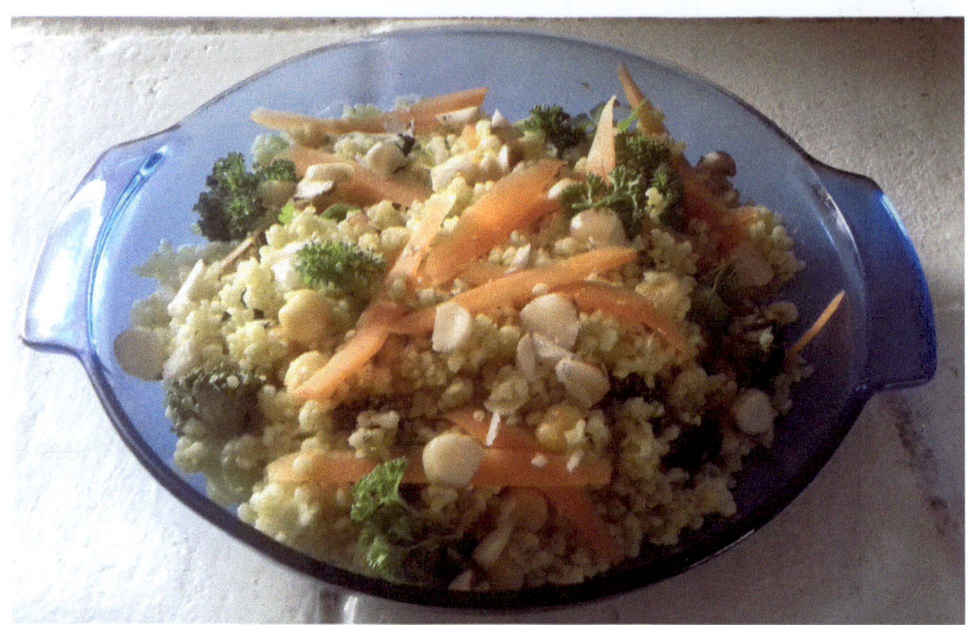

1 kleine Zwiebel und
2-3 Knoblauchzehen klein schneiden zufügen, mit
Salz oder gekörnter Brühe
Pfeffer, Kurkuma,
Senf, Ingwer,
Kräutern mischen

In Olivenöl anbraten, dann bei reduzierter Hitze 4-5 Minuten pro Seite braten. Sie können auch rote Paprika klein schneiden oder Karotten bzw. Rote Beete raspeln und zufügen. Sie können auch weiße Bohnen Linsen, Erbsen, Kichererbsen oder Oliven verwenden bzw. Sesam- oder Kürbiskerne zufügen. Wenn es schnell gehen soll, können Sie gefrorene Erbsen oder auch mal gemischtes gefrorenes Gemüse nehmen. Bei den Burgern können Sie richtig kreativ werden.

Hirse-Salat

1 Tasse Hirse über Nacht, aber mindestens 1 Std. einweichen, um das die Aufnahmefähigkeit von Mineralstoffen hemmende

	Phytin zu reduzieren; in einem Sieb mit heißem Wasser waschen, um den bitteren Geschmack zu eliminieren; in 2½ Tassen kochendem Wasser 8-10 Min. garen; Bio-Gemüsebrühwürfel zufügen; noch 15 Min. ziehen lassen; nach dem Abkühlen folgende Zutaten hinzufügen:
1 Tasse Erbsen	alternativ Kichererbsen
2 Karotten	mit einem Sparschäler in Längsstreifen hobeln
½ Ts Hanfsamen	alternativ grob gehackte Mandeln oder Paranüsse
5 Petersilie-Stiele	Blätter abzupfen und grob hacken
1 kl. Bio-Zitrone	waschen, die Schale abreiben, den Saft auspressen; mit
2 Knoblauchzehen	grünlichen Strunk entfernen (minimiert den Geruch); fein hacken
5 EL Olivenöl	unterziehen

Lachs auf Kraut

1 rote Zwiebel	klein schneiden, mit
2 EL Olivenöl	anschwitzen
¼ Weißkohl	klein schneiden, waschen und zu den Zwiebeln geben
2 Karotten	alternativ eine rote Paprika, mit

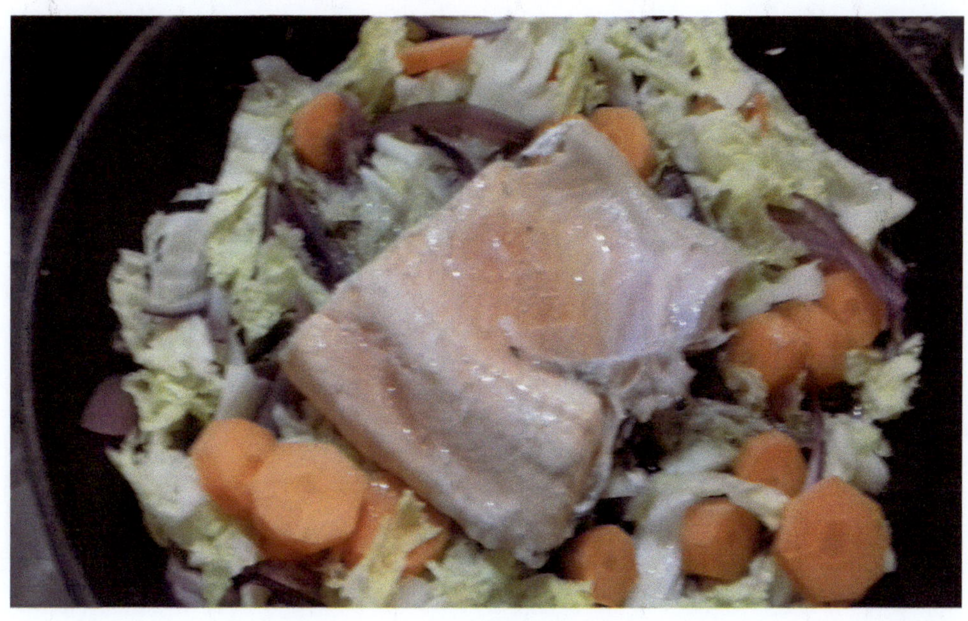

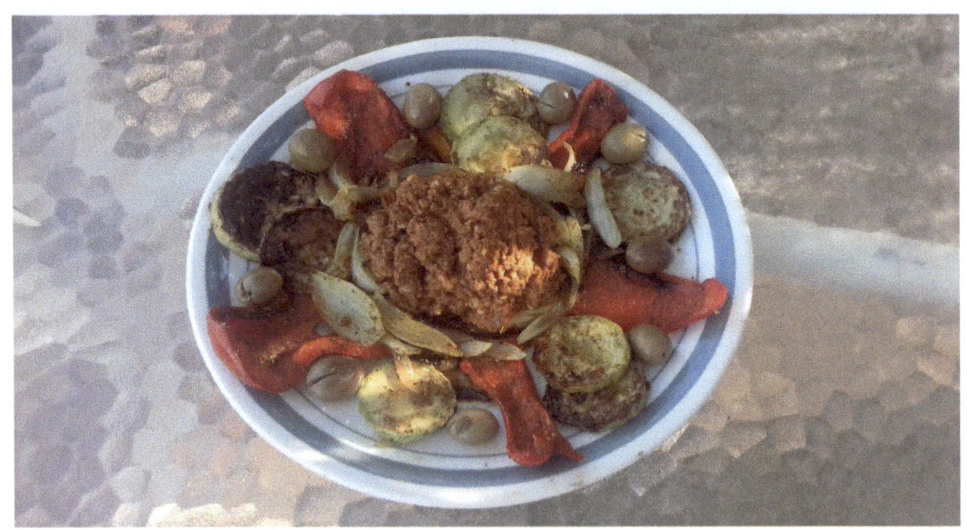

Salz, Pfeffer	und
etwas Ingwer	frisch oder Pulver abschmecken

Leinöl-Quark

250 g Bio-Quark	mit
4 EL Bio-Leinöl	

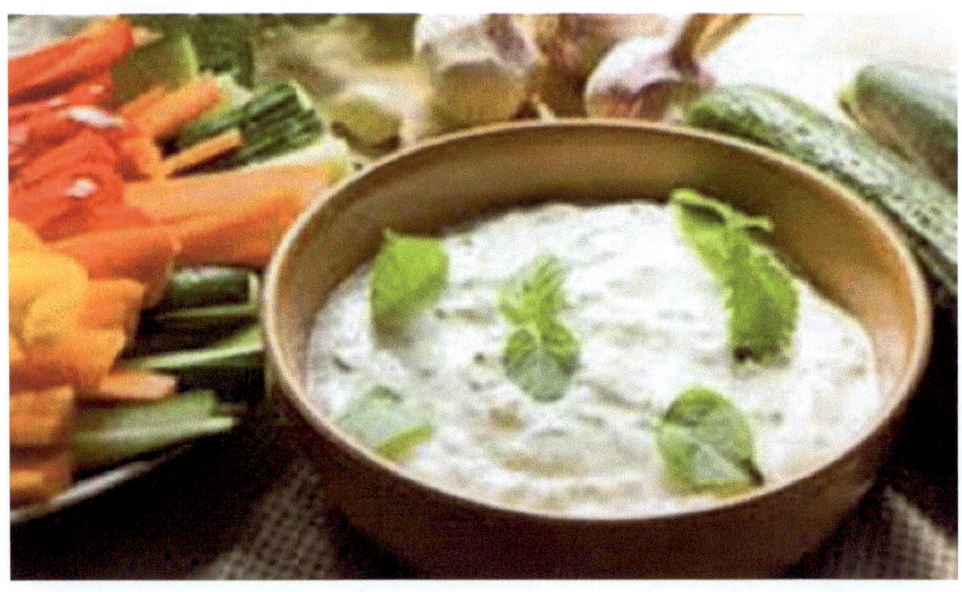

2 EL Leinsamen	mahlen
1 Stück Ingwer	daumengroß, raspeln oder 1 TL Ingwerpulver
1 TL Kurkuma	
½ TL Koriander	
Pfeffer & Salz	und Kräuter Ihrer Wahl vermengen

Oliven-Antipasti (Foto oben links)

1 Ts. schw. Oliven	mit
3 EL Olivenöl	
Salz & Pfeffer	pürieren; je nach Belieben
5-6 Champignons	rote Paprika oder Aubergine anbraten und um die Olivenpaste garnieren

Rohkost-Salat

1 Süßkartoffel	waschen, schälen und raspeln
2 Karotten	waschen, schälen und raspeln
2 Schalotten	alternativ kleine rote Zwiebeln, in feine Ringe schneiden
3 EL Sesamöl	mit
3 EL Sojasoße	
3 EL Sesam-Saat	
½ TL Ingwer-Pulver	alternativ 1 daumengroßes Stück Ingwer reiben
½ TL Curry-Pulver	
½ TL Koriander	
½ TL Kurkuma	vermengen, über die Rohkost verteilen und ziehen lassen Sie können noch etwas Papaya, Ananas oder Grapefruit hinzufügen

Saure vegane Sahne

150 g Mandeln	blanchieren, Haut entfernen, über Nacht einweichen, mit
200 ml Wasser	
3 EL Zitronensaft	
2 TL Bio-Kokosöl	und

1 TL Apfelessig	in einem starken Mixer Stufe um Stufe höher cremig pürieren, salzen und nach Belieben würzen

Süßkartoffel-Auflauf

400 g Süßkartoffeln	waschen, bürsten, in Scheiben schneiden
(zerdrückt) sowie etwas	
Cayennepfeffer	oder 1 TL schwarzen Pfeffer
1 TL Oregano	alternativ Majoran oder Thymian und
1 gestr TL Meer-/Steinsalz	verrühren und im vorgeheizten Backofen 30 Min. bei 170°C überbacken

Vitalstoff-Müsli für lang anhaltende Sättigung

3 EL Haferflocken	kernig, in
1 kleinen Becher Joghurt	und etwas Wasser
1 EL Leinsamen	gemahlen
1 EL Leinöl	
1 EL Kakao ohne Zucker	dafür
½ TL „Stevia“	(ich verwende das Pulver der Süßkrautblätter)
1 Pr Meer- oder Steinsalz	
2 EL Beeren	frisch oder gefroren
½ sauren Apfel	schälen und fein würfeln
10 Mandeln	am besten über Nacht einweichen, altern. Kokosraspeln

Sie können das Müsli je nach Geschmack mit abgeriebener Bio-Zitrone oder-Limette, Zimt, Kardamon, Anis, Süßholz oder Vanille abschmecken.

Zuchini-Küchlein

500 g Zucchini	und
1-2 Zwiebeln	würfeln und in
2-3 EL Olivenöl	anbraten, nach drei Minuten
3 Knoblauchzehen	fein hacken und dazugeben und weitere Min. anbräunen; auskühlen lassen und mit
2 Ts feine Haferflocken	

2 Eier	oder 8 EL Leinsamen in ½ Ts. Wasser einweichen
1 Tasse Oliven	in Scheiben schneiden
100 g Schafs-/Ziegenkäse	zerbröseln
½ Bund Petersilie	hacken; alternativ Korianderkraut sowie
Meersalz und Pfeffer	vermengen; Küchlein formen, in Olivenöl ausbacken

Zwiebelkuchen vegan oder vegetarisch

3 Tassen Dinkel-Mehl	mit
3 EL zarte Haferflocken	
2 EL Hanfmehl	
1 Ei	alternativ 1 EL Leinsamen, mahlen und einweichen
6 EL Oliven-/Kokosöl	
5 EL Milch	alternativ Kokos- oder Mandelmilch und
1 Pck. Backpulver	zu einem glatten Teig verarbeiten
600 g Zwiebeln	in Scheiben schneiden, glasig dünsten; nach dem Abkühlen mit
3 EL Leinsamen	gemahlen; in ½ Tasse Wasser eingeweicht andicken; Teig zu einer runden Platte ausrollen und eine mit
3 EL Oliven-/Kokosöl	eingefettete Ringform damit auslegen. Die Zwiebeln einfüllen
200 g saure Sahne	oder selbst gemachte vegane saure Sahne S. 175 und
200 g Bio-Jogurt	mit
1 EL Speisestärke	oder 1TL Guarkernmehl/Flohsamenschalenpulver &
Salz, Pfeffer & Muskat	vermengen und über die Zwiebeln gießen;
200g Schafs-/Ziegenkäse	mit einem Schäler darüber hobeln; bei ca. 170°C 30-40 Minuten backen

Sie können den Zwiebelkuchen auch mit Kräutern, wie Petersilie oder Koriander verfeinern.

Schlussbemerkung und Danksagungen

Ohne Angelika Pape-Stein wäre das Buch nicht zustande gekommen. Für ihren Ansporn danke ich ihr von Herzen. Ebenso für die Erfahrungsberichte aus ihrer Heilpraxis ab Seite 151 sowie ihren persönlichen Einsatz und ihre Bereitschaft, mich und meine Freunde umsonst mit ihrem Bioscan SWA zu testen. Dadurch konnte ich die Genauigkeit der Skalarwellen-Analyse beweisen und damit die Aussage des Buches bekräftigen.

Damit verbunden danke ich Renate Janzen, Maurits Hagenaar und Samantha Brigitte Simon für ihr Engagement, meine aufschlussreichen Tests durch ihre eigenen Analysen bei beiden Alternativmedizinern zu bestätigen. Auch wenn ich nicht auf ihre einzelnen Befindlichkeiten eingehe, hängen sie mit ihren jeweiligen Mängeln an Nähr- und Vitalstoffen zusammen.

Weiterhin danke ich dem Heilpraktiker Sergio de Jesus, dass er meine Werte und die von zwei der oben genannten Personen mit seinem alternativen Skalarwellen-Gerät überprüfte. Dadurch konnte ich sehen, dass auch andere Bioresonanzanalysen über einen hohen Wirksamkeitsgrad verfügen.

Inge Schneider ist die Mitbegründerin des Jupiter-Verlags, der sich in Büchern und der Zeitschrift NET-Journal mit Energie aus der Umgebung befasst. Ihr danke ich für ihren Rat und die Bereitwilligkeit, einige Abschnitte des Buches, vor allem den Teil, der über die Skalarwellentechnologie informiert, zu lektorieren. Auch dem Dipl.-Ing. Hans Würtz, der sich mit der Physik der Torsionsfelder befasst, danke ich für seine Prüfung dieses Teils.

Meiner langjährigen Freundin, der Maschinenbau-Expertin Hedwig Müller, danke ich herzlich für ihr kooperatives Korrekturlesen des Buches.

Und *last but certainly not least* danke ich Maurits Hagenaar, dem neuen Mann in meinem Leben (s. S. 93), für seine leckeren Rezepte und Fotos.

Vielleicht lassen wir uns motivieren, ein ganzes Rezept-Buch mit kulinarischen Genüssen in der in diesem Buch vorgestellten Weise herauszubringen: Schnellgerichte werden in roter Schrift, vegane bzw. vegetarische in grünen und sonstige in blauen Buchstaben mit farbigen Fotos abgebildet.

Es kommt nur auf Ihr Feedback an!

Noch ein Dank in letzter Minute an meine Ex-Gospelchor-Kameradin Dr. agr. Renate Kaiser-Alexnat für Ihren Kommentar, den sie mir nachdem ich ihr die PDF-Datei des vorliegenden Buches mailte, zukommen ließ. Da ich Ihnen diesen gloriosen Bericht nicht vorenthalten will, können Sie ihn kommentarlos folgend lesen. Sie veröffentlichte auch vier Seiten in *Wasser verbindet unsere Welten* (58 ff.)

Kommentar von Dr. Renate Kaiser-Alexnat:

Wenn Du Jesus schon als Co-Autor bei Deinem neuen Buchprojekt dabei hast, solltest Du JESUS CHRISTUS auf jeden Fall in Sachen Gesundheit ohne Medikamente einbeziehen!

Kürzlich wurde ich auf Aliss Cresswell aufmerksam gemacht. Sie heilt im Namen von Jesus Christus und hat enorme Heilungserfolge. Aliss hat mehrere Bücher geschrieben, wobei „Übernatürlich Natürlich“ auch in deutscher Version erhältlich ist. Das Buch liest sich wie ein Abenteuer-Roman und ich habe es förmlich verschlungen.

Ich selbst habe sogar eine *Wunderheilung* durch Aliss erfahren. Seit über zwei Jahren hatte ich einen hartnäckigen Husten. Alles, was mir empfohlen wurde, habe ich ausprobiert, ohne wirklichen Heilungserfolg. Als ich auf Aliss's Homepage

https://spiritlifestyle.com/prayer-requests/

ein Formular für Gebetsanfragen entdeckte, ergriff ich die Gelegenheit beim Schopf. Kurz nachdem ich meine Bitte um Heilung abgesetzt hatte, war der Husten verschwunden!

Tage danach habe ich das Ganze beobachtet und niemandem erzählt, weil ich Angst hatte, dass der Husten dann wieder kommt. Als ich es doch jemand erzählte, flackerte der Husten wieder leicht auf, aber bei Weitem nicht mehr so wie zuvor. Dann denke ich einfach an Jesus Christus und der Husten beruhigt sich wieder. Ich bin felsenfest davon überzeugt, dass im Namen von Jesus Christus kein Leid und keine Krankheit Bestand hat. Jesus Christus ist der Sieger!

Ich möchte Jesus Christus die Ehre geben, auch wenn ich hin und wieder noch hüstele.

Dank seines Erlösungswerks am Kreuz ist Jesu Christi Heilung auf der geistigen Ebene schon vollbracht und damit wahrhaftig für alle Zeit! Auf der körperlichen Ebene greift sie auch faktisch, je mehr wir uns dessen bewusst werden. Halleluja Amen!

Literatur

Areekul, S et al.: The source and content of vitamin B12 in the tempehs. J Med Assoc Thai. 1990 Mar;73(3):152-6

Bagchi D1, Sen CK, Ray SD, Das DK, Bagchi M, Preuss HG, Vinson JA.: Molecular mechanisms of cardioprotection by a novel grape seed proanthocyanidin extract. MutatRes. 2003 Feb-Mar; 523-524:87-97

Bodin J et al.: Vitamin D Deficiency is Associated with Increased Use of Antimicrobials among Pre-school Girls in Ethiopia. Nutrients 2019 Mar 7;11(3)

Bühring, Ursel: Praxis-Lehrbuch Heilpflanzenkunde, Grundlagen, Anwendung, Therapie, Kandern 2014

Buttlar von, Johannes im Gespräch mit Prof. Dr. Konstantin Meyl: Neutrinopower, Marktoberdorf 2000

Campbell, T. Colin, Campbell, Thomas M.: Die wissenschaftliche Begründung für eine vegane Ernährungsweise. Verlag Systemische Medizin 2017

Cesarone MR1, Di Renzo A, Errichi S, Schönlau F, Wilmer JL, Blumenfeld J.: Improvement in circulation and in cardiovascular risk factors with a proprietary isotonic bioflavonoid formula OPC-3. Angiology. 2008 Aug-Sep;59(4):408-14

Folkers K1, Osterborg A, M Nylander, M Morita, Mellstedt, H.: Aktivitäten von Vitamin Q10 in Tiermodellen und ein schwerwiegender Mangel bei Krebspatienten. Biochem Biophys Res Commun. 1997, 19. Mai; 234 (2): 296-9

Gangwisch, JE et al: High glycemic index and glycemic load diets as risk factors for insomnia: analyses from the Women's Health Initiative. Am J Clin Nutr. 2019 Dec 11. pii: nqz275. Doi: 10.1093/ajcn/nqz275

Gbinigi, O et al.: Effect of oil pulling in promoting oro dental hygiene: A systematic review of randomized clinical trials. Complement Ther Med. 2016 Jun; 26:47-54

Gordon, Barbara: Ich tanze so schnell ich kann. Hamburg 1983

Gundry, Steven R.: The Plant Paradox: The Hidden Dangers in "Healthy" Foods That Cause Disease and Weight Gain, Harper Wave 2017

Jacob S, Lawrence RM, Zucker M.: The Miracle of MSM: The Natural Solution for Pain. New York 1999

Kang JH et al.: Association of Dietary Nitrate Intake With Primary Open-Angle Glaucoma: A Prospective Analysis From the Nurses' Health Study and Health Professionals Follow-up Study. JAMA Ophthalmol 2016 Mar;134(3):294-303

Kawabata K1, Yoshioka Y2, Terao J3. Role of Intestinal Microbiota in the Bioavailability and Phys iological Functions of Dietary Polyphenols. Molecules. 2019 Jan 21;24(2). pii: E370

Kim BJ et al.: Oligomeric Procyanidins (OPCs) Inhibit Procollagen Type I Secretion of Fibroblasts. Tissue Eng Regen Med.2017 Mar 14;14(3):297-306

Krüger, Arnd: DMSO. In: Leistungssport 43, 3, 2013, S. 28

Lajusticia Bergasa, Ana Maria: Kampf der Arthrose. Ihre biochemische Behandlung. Steyr 1983
Die erstaunliche Wirkung von Magnesium, Steyr 2015

Langley, L.: Why Do Animals – Including Your Dog – Eat Poop? *National Geographic,* 9. Mai 2015

Lundberg JO et al.: Nitrate and nitrite in biology, nutrition and therapeutics. Nat Chem Biol. 2009 Dec;5(12):865-9

Meyer, Marianne E.: Überlebensnahrung für ein neues Zeitalter, Norderstedt 2016
Wasser verbindet die Welten, Norderstedt 2016
Wunderwesen Wasser, Norderstdt 2002

Meyl, Konstantin: Dokumentation 2 zur Skalarwellenmedizin, Villingen-Schwenningen 2014

Mortensen SA et al: The effect of coenzyme Q10 on morbidity and mortality in chronic heart failure:

results from Q-SYMBIO: a randomized double-blind trial. JACC Heart Fail. 2014 Dec;2(6):641-9

Naseem, M et al.: Oil pulling and importance of traditional medicine in oral health maintenance. Int J Health Sci (Quassim) 2017 Sep-Oct;11(4):65-70.

Ngo-Matip ME et al.: Impact of daily supplementation of Spirulina platensis on the immune system of naïve HIV-1 patients in Cameroon: a 12-months single blind, randomized, multicenter trial. Nutr J. 2015 Jul 21;14:70.

Newsome D, Brewer GJ: Comment on: "High concentration of zinc in sub-retinal pigment epithelial deposits" (Lengyel et al.) (Exp. Eye Res. 772-780, 84/4, 2007). Exp Eye Res. 2008 May;86(5):860-1

Ozeki Y1, Nagamura Y, Ito H, Unemi F, Kimura Y, Igawa T, Kambayashi Ji, Takahashi Y, Yoshimoto T. An anti-platelet agent, OPC-29030, inhibits translocation of 12-lipoxygenase and 12-hydroxyeic osatetraenoic acid production in human platelets. Br J Pharmacol. 1999 Dec;128(8):1699-704

Pfeiffer, CC: Nutrition and Mental Illness: An Orthomolecular Approach to Balancing Body Chemistry. Healing Arts Press 1988

Roffe L1, Schmidt K, Ernst E.: Wirksamkeit von Coenzym Q10 für eine bessere Verträglichkeit von Krebsbehandlungen: eine systematische Überprüfung. J Clin Oncol. 1. November 2004; 22 (21): 4418-24

Rudd, Richard: Die 64 Genschlüssel. Humble, Jim Verlag, 2015

Der goldene Pfad: Eine Reise zur Selbsterleuchtung durch die Genschlüssel, Humble, Jim Verlag, 2018

Shapiro P, Koehof L: Sauberes Fleisch. Das Neue Licht / Humble 2018

Shepherd, SJ, Lomer MC, Gibson PR: Short-chain carbohydrates and functional gastrointestinal disorders. Am J Gastroenterol. 2013 May;108(5):707-17

Silveira PCL et al.: Effects of therapeutic pulsed ultrasound and dimethylsulfoxide (DMSO) phonophoresis on parameters of oxidative stress in traumatized muscle. In: Ultrasound in Medicine & Biology. Band 36, Nr. 1, 2010, S. 44–50,

Sircus, Mark: Hydrogen Medicine: Combining Oxygen with Hydrogen and CO2 (English Editit Kindle Ausgabe)

Natriumbicarbonat: Krebstherapie für jedermann, München 2017

Tsukuda S et al.: A new class of hepatitis B and D virus entry inhibitors, proanthocyanidin and its analogs, that directly act on the viral large surface proteins. Hepatologie 2017; 65: 1104–1116

Vadhana, VC et al.: Effect of sesame oil, ozonated sesame oil, and chlorhexidine mouthwash on oral health status of adolescents: A randomized controlled pilot trial. J Indian SocPedod Prev Dent. 2019 Oct-Dec;37(4):365-371.

Wallace, R K, Wallace, S, Koehof, L: Krise im Darm. Roßdorf 2018

Wu, CM et al.: Frequency of a diagnosis of glaucomain individuals who consume coffee, tea and/or soft drinks. Br J Ophthalmol. 2018 Aug;102(8):1127-1133

Yogalakshmi B et al.: Grape seed proanthocyanidins and metformin act by different mechanisms to promote insulin signaling in rats fed high calorie diet. J Cell Commun Signal. 2014 Mar;8(1):13-22

Zi SX1, Ma HJ, Li Y, Liu W, Yang QQ, Zhao G, Lian S.: Oligomeric proanthocyanidins from grape seeds effectively inhibit ultraviolet-induced melanogenesis of human melanocytes in vitro. Int J MolMed. 2009 Feb;23(2):197-204

Zajac IT et al: The Effect of Whey and Soy Protein Isolates on Cognitive Function in Older Australians with Low Vitamin B12: A Randomised Controlled Crossover Trial. Nutrients 2019 Jan; 11(1): 19

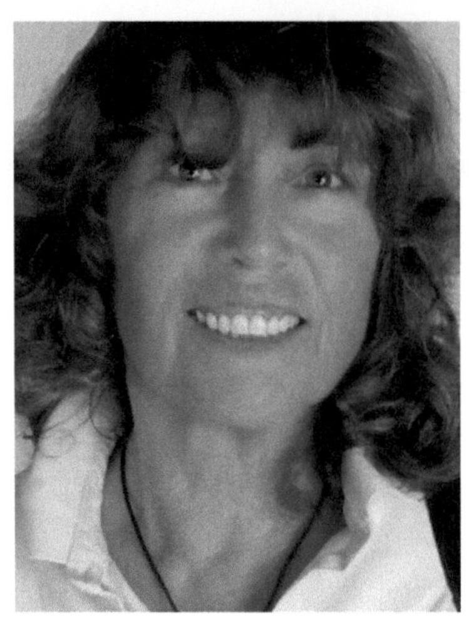

Dr. phil. Marianne Erika Meyer

Menschen zu helfen, gesund zu werden, war schon immer mein Wunsch.

So arbeitete ich zunächst als Arzthelferin. Später besuchte ich während meines Studiums in Diplompädagogik in der Uni-Klinik Frankfurt spastische und krebskranke Kinder und in einer Frankfurter Senioren-Wohnanlage ältere Menschen. Auch gab ich sieben Jahre lang in Louise Hays AIDS-Hilfegruppe in den USA Reiki. Aus letzterem Wirken entwickelte sich das Thema *Stärkung des Immunsystems mit Spirulina* für meine Doktorarbeit in Ernährungswissenschaft.

1997, wieder in Deutschland lebend, durfte ich meine Ergebnisse in Büchern beim Windpferd Verlag veröffentlichen. Durch Vorträge vor Heilpraktikern und vor allem dank Dr. Hittich, der später fünfzigtausend Exemplare meines Bestsellers „Spirulina, das blaugrüne Wunder“ als Sonderausgabe an seine Kunden verschenkte, konnte ich die segensreiche Alge vor allem im deutschsprachigen Raum bekannt machen.

Bis vor einigen Jahren arbeitete ich als Diplompädagogin zeitweise mit verhaltensauffälligen Jugendlichen in Portugal. Nach dem Tod meines Mannes lektorierte ich zwei Jahre lang Bücher für den Jim Humble Verlag. Derzeit rette ich frei laufende Tiere und singe neben meiner Schreibarbeit im EAISC Chor, meist in Mehrgenerationen- und Seniorenbegegnungsstätten.

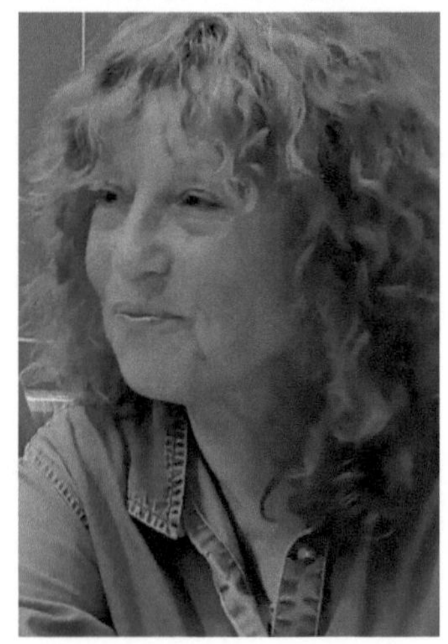

Dieses Foto von meinem 70. Geburtstag zeigt mich mit kleinen, roten und angegriffenen Augen. Ganz anders als das obige, vor fast 5 Jahren aufgenommene. Damals hatte ich meine Augen noch nicht getropft. Wie ich nun ohne Chemie, aber wieder strahlenden Blickes mein Glaukom behandle, können Sie auf Seite 100 lesen.

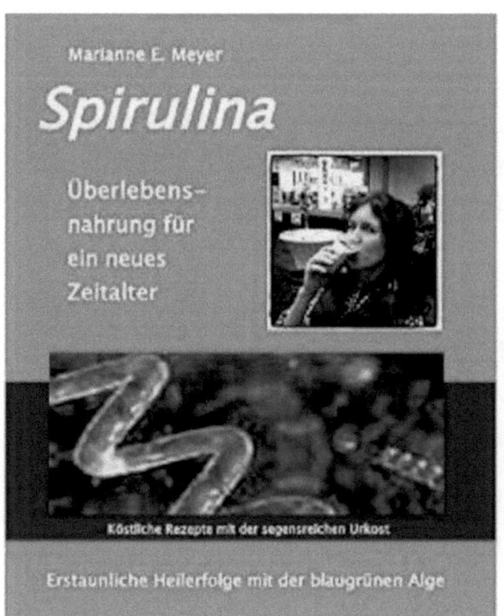

Vor einem Vierteljahrhundert konnte die Autorin die segensreiche Alge mit dem auf ihrer Doktorarbeit basierenden Buch „Spirulina. das blaugrüne Wunder“ im deutschsprachigen Raum bekannt machen. Auch russische Leser können sich über die sensationellen Heilwirkungen der natürlichen Mikroalge bei Immunschwäche, Infektionen, Anämie, Allergien, Krebs, Aids und vielem mehr informieren.

Wir können mit Spirulina unser Immunsystem stärken und Schmerzen, Depression, Diabetes, MS, Grauer Star, Allergie, Anämie, Arthritis, Leberfibrose, Parkinson, ja sogar AIDS, Krebs und radioaktiven Strahlen Paroli bieten.

Wir brauchen die Nervennahrung heute mehr denn je. Denn sie stärkt das Herz, macht fit und schlank, sorgt für gesunde Augen, Haut und Haare, entsäuert und regeneriert alle Organe.

Von Spirulina profitieren besonders Kranke, Rekonvaleszenten, Schwerarbeiter, Athleten, gestresste Mütter, hyperaktive Kinder, ältere Menschen und vielbeschäftigte Manager. Das illustrierte Buch mit köstlichen Rezepten informiert querlesefreundlich über die Nahrungsergänzung Nr. 1.

ISBN 978-3-7528-9632-9 102 S. 17X22 € 8,99

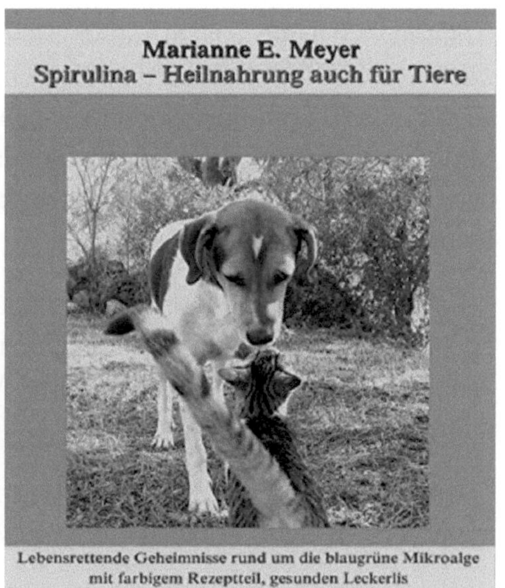

Spirulina gewinnt weltweit immer mehr Beachtung als medizinisch wirksames Lebensmittel.

Die Fangemeinde des Superfoods steigt mit jedem Jahr. Letzterer Superlativ zeichnet Lebensmittel aus, die durch einen unmessbaren Quell an Nähr- und Vitalstoffen hervorstechen. Bei Spirulina sind es unzählige Enzyme, Chlorophyll, Carotinoide, Phycocyan, essenzielle Amino- und Fettsäuren, sogar die seltene Gamma-Linolensäure u. v. a. m.

Trotz des hohen Proteingehalts von ca. 60 % hat die Mikroalge eine basische, harmonisierende Wirkung auf den Organismus. Deshalb mischen Züchter von Pferden, Hunden, Vögeln und Fischen schon seit vielen Jahren Spirulinapulver zum Futter, um die Abwehrkräfte ihrer Tiere zu stärken und Krebs, Diabetes, Arthritis und anderen ernährungsbedingten Krankheiten vorzubeugen.

Die LeserInnen erfahren in dem faszinierenden Handbuch alles Wissenswerte über Spirulina und andere natürliche Heilmittel sowie über für Tiere zuträgliche und giftige Lebensmittel.

ISBN 978-3-7528-9632-9 102 S. 17X22 8,99

Ursprünglich hatte ich an dieser Stelle mein Buch *WASSER VERBINDET DIE WELTEN* (978-3-8370-9989-8) beworben. Es war das am zweitbest verkaufte nach "Spirulina Überlebensnahrung". Doch in den vergangenen drei Monaten ist zum ersten Mal seit fünf Jahren kein einziges Buch verkauft worden. Ich rätsele nun, welcher Teil dieser offenbar modernen Art der Bücherverbrennung anheimgefallen sein mag.

Es sieht ganz so aus, als ob alle hundert Jahre die Menschen eine Pandemie erleben müssen und danach anscheinend auch eine Unterdrückung, denn 33 ist ja auch nicht mehr allzu weit entfernt. Wiederholt sich die Geschichte wieder einmal?

Am 5. 4. bat ich BoD, mir den Grund mitzuteilen, weshalb das Buch nicht mehr verkauft wird und warte am 16.5. noch auf Antwort.

Ursprünglich wollte ich auf dieser Seite noch mein Buch *SPIRULINA FÜR KINDER* bewerben. Da über mehrere Tage immer wieder die Fotos und Texte verrutschten, habe ich dies als ein Zeichen betrachtet, dass ich mir die Werbung sparen soll. Aber heute hat ja auch jeder einen PC oder zumindest ein Smartphone und Sie können alle meine Bücher auf meiner Webseite

www.marianne-e-meyer.com

anklicken und sogar schon mal reinlesen.

Wir wünschen Ihnen nun noch alles Glück der Welt, vor allem dass Sie in Frieden, Freude, strahlender Gesundheit, Wohlstand und Würde leben dürfen.

Wir hoffen, Sie hatten viel Spaß beim Lesen und können die Informationen dieses Buches in Ihr körperliches, psychisches und geistiges Wohl umsetzen. Wenn Sie uns ihre Erfolge mitteilen wollen, würden wir uns sehr freuen:

drmarianneemeyer@ gmail.com oder M. Meyer, Apto. 320, P-8801 Tavira

Herzliche Grüße und alles Gute!

Marianne E. Meyer, Angelika Pape und Sergio de Jesus